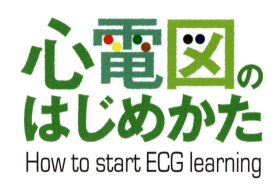

心電図のはじめかた
How to start ECG learning

杉山裕章

中外医学社

本書では，主な心電図画像にQRコードを付記し，スマートフォン，タブレット端末等で閲覧・ダウンロードをできるようにいたしましたのでご利用下さい．また，各心電図に対する所見および正式な心電図診断を確認することもできます（所見の列挙にあたっては，本文p.141「正常かで見る心電図チェック」，p.142「最低限の心電図チェック法の覚え方」をご参照ください）．

　なお，ご利用に際して，心電図画像（個人情報はすべて消去してあります）のお取り扱いには十分ご注意下さい．本件に関して生じましたトラブルに対し，著者ならびに出版社はその責を負えかねます．

推薦文

心電図学習の挫折経験者に救済と無限の愛を付与する最適の一冊！

　心電図を勉強しようと思い挫折を経験した方は多いと思います．購入した心電図指南本は難解で，あたかも宇宙人の暗号解読書のように思われるのです．最初の数ページを読んだ段階で眠りに落ちてしまうのです．書店を訪れると数多くの心電図指南本が並んでいます．これは，これまでの挫折者の墓標であるかのようです．このような挫折経験者を励まして「頑張れ」というのは得策ではありません．挫折を優しく受け入れ，責め立てることなく，すべてを許して受容してあげる愛情が必要です．

　シェル・シルヴァスタインの『大きな木』という絵本をご存知でしょうか．1本のリンゴの木が1人の人間に限りない愛を捧げる美しくも悲しい物語です．日本を代表する作家である村上春樹が翻訳していることでも知られています．原題名は『The Giving Tree』といいます．困った時だけやって来て，リンゴの木に「～をくれるかい」と要求ばかりする坊やに，身を犠牲にして尽くす木は「きは　それでうれしかった」と応えるのです．大好きな坊やに，りんごを与え，枝を与え，切り株になっても見返りを求めない大きな木のお話です．

　杉山裕章先生の渾身の一冊である本書は，心電図学習に疲れ果てた貴方にとっての「大きな木」です．坊やが困った時に，キッカケやヒントを与えてくれるリンゴの木のように，心電図の解釈に困った時に，学ぶキッカケとヒントを授けてくれるのです．一方向からの心臓の電位を記録した「モニター心電図」の理解だけでも大変なのに，12方向から記録した「12誘導心電図」は，あまりに難しく感じることでしょう．なぜ12方向から観察し記録するのかを，噛んで含めるように説明してくれます．これまでに挫折を経験した方も，きちんと順序立てて学ぶシステムになっていますので大丈夫です．挫折とは無縁の内容です．

　心電図学習の挫折経験者にとって最良の一冊であるということは，初めて心電図を学習しようという者にも最善の書です．初学者が本書を手に取ることは，一度も失恋することなく初恋の相手が最愛の人であった至幸の出会いに匹敵するものです．心電図学習に悩む挫折者が一人でも減り，ひいては循環器診療のレベルが向上し，心疾患に悩む人々を救うことに繋がることを期待して本書を推薦します．

2016年12月

天理よろづ相談所病院循環器内科　中川義久

推薦文

　著者の杉山先生は若手ながら心電図や不整脈について多くの著書があります．私自身も過去にペースメーカーに関連した書籍を共著させて頂いたことがありますが，杉山先生の書かれる本の共通項は，あたかも杉山先生が私たちに直接語りかけてくるかのような書き方で，押さえるべき本質・秘訣が散りばめられ，しかも明快で面白いという点にあると思います．今回のテキストも読み始めるとその"杉山ワールド"に引き込まれ，一気に読破することが出来ました．

　まず心電図を読む前に行うべきこととしてきちんと心電図をとること，背景情報を集めること(年齢，性別，自覚症状や既往歴，過去の心電図など)など，普通の教科書ではアイントーベンの三角形とかが出てきてそこからすでに嫌気がさしてしまいそうですが，現場感覚で納得しながらこの本に入り込むことができます．心電図には12誘導心電図のみならずホルター心電図，運動負荷心電図，イベントレコーダー…と様々なものがありますが，不整脈診断はすなわち"現行犯逮捕"であるという表現など，本質を端的に示すキーワードが示されており，それを頭に叩き込むと心電図診断の本質が見えてくるように思います．心電図の診断の基本は"調律診断"と"波形診断"の2つの大きな柱があります．前者の調律診断として，"心拍数のとらえ方"や"洞調律を知る"という項目がありますが，私自身も駆け出しのころ，"正常洞調律"と発言すると指導医の先生から"正常でない洞調律とはどのようなものがありますか"と尋ねられ当惑したことがありましたが，正常の調律・不整脈の診断について目から鱗という明快さで理解できるようになっています．また後者の波形診断についても心電図を読む時にどの向きから心臓を見ているのか考える，杉山先生の絵ごころを感じながら"こういう説明もあるのか"と感心して，東京出張で車窓にふけっていた時，たまたま見えた東京スカイツリーがR波で，はるか遠くに見える山々がT波に見え，すっかり杉山先生の世界観に引き込まれている自分に気付きました．最後の11，12章で総まとめとして心電図の読み方を様々な疾患を提示しつつオーバービューできます．ここまで読み切ると明日から心電図を一段高い視点で読めるようになっている自分自身に気付かれることと思います．

　さあ是非このテキストを手に取り，自身の新たな武器としようではありませんか．この本は"心電図ワールド"に漕ぎ出す自信と意欲を与えてくれる方位図になることでしょう．

2016年12月

自治医科大学内科学講座循環器内科学部門准教授　今井　靖

CONTENTS

第0章 著者からのメッセージ ……………………………… 1
〜心電図駆け込み寺へようこそ〜

第1章 心電図が読める以前に大事なこと［その1］……… 5
〜きちんと心電図とれますか？〜
- 症例提示 …………………………………………… 5
- 心電図いつとる？ ………………………………… 7
- 心電図どうやってとる？ ………………………… 10
- 肢誘導電極の貼り方 ……………………………… 11
- 胸部誘導電極の貼り方 …………………………… 12

第2章 心電図が読める以前に大事なこと［その2］……… 17
〜周辺情報を集めろ〜
- 症例提示 …………………………………………… 17
- 何がまずい？ ……………………………………… 20
- 心電図とともに必要な情報 ……………………… 21

第3章 心電図学習の5つの常識・非常識 ………………… 25
〜だからあなたはキライになる〜
- 活動電位よ，さらば！ …………………………… 25
- 肢誘導のベクトル表示とアイントーベンの三角形 … 26
- いろいろな診断基準，どこまで覚える？ ……… 29
- なんちゃってメカニズムも覚えない …………… 32
- 心電図所見と疾患の1:1対応をやめる ………… 33

第4章 心電図いろいろ ……………………………………… 38
〜各々の特性を知るべし〜
- 12誘導心電図 ……………………………………… 38
- ホルター心電図 …………………………………… 40
- モニター心電図 …………………………………… 41
- モニター電極はどう貼る？ ……………………… 41
- モニターする意味を考えよ ……………………… 44

i

第 5 章　携帯心電図を生かせ
〜動悸診療の基本は"現行犯逮捕"〜 ……………………… 48
- 動悸診療は難しい？ ……………………………………… 49
- 携帯心電計を知っておこう ……………………………… 51
- 提示症例の携帯心電図は？ ……………………………… 53

第 6 章　気軽にとらえる心電図
〜方向性を理解せよ〜 …………………………………… 59
- 心電図とは何ぞや ………………………………………… 60
- 12 個の誘導に親しむ …………………………………… 61
- 胸部誘導は見た目そのまま ……………………………… 63
- 症例提示 …………………………………………………… 65
- 肢誘導は仲良し誘導の考え方で ………………………… 67

第 7 章　心電図波形に馴染む
〜ピクット波形の織りなす正常と異常〜 ………………… 71
- 心電図の基本波形 ………………………………………… 71
- 心電図波形は 2 パターンのみで理解せよ ……………… 74
- 実例で考える正常 QRS 波形 …………………………… 76
- 心電図異常の考え方―たとえ話で理解する― ………… 79
- カタチの異常―波形異常― ……………………………… 82
- カンカク(リズム)の異常―不整脈― …………………… 83
- 心電図の波形に思う―不整脈随想― …………………… 85
- 心電図異常の組合わせ …………………………………… 88

第 8 章　心電図用紙あれこれ
〜フィールドを知り尽くせ！〜 …………………………… 92
- 心電図用紙を見渡そう …………………………………… 92
- 6 行×2 列のレイアウト ………………………………… 92
- 自動計測値や自動診断どうする？ ……………………… 95
- 方眼のしくみ①―ヨコは時間― ………………………… 96
- 25mm/秒の歴史 ………………………………………… 99
- 方眼のしくみ②―タテは電位― ………………………… 99
- ハーフ・サイズ心電図に注意！ ………………………… 101
- ミネソタ・コードは無視，ムシ ………………………… 104

第9章 心拍数計算は検脈みたいなもの
～一番カンタンな計算法を伝授～ ……106

- よく見る方法だけでホント大丈夫？ …… 106
- 心拍数の簡易計算―検脈法― …… 109
- 検脈法はオールマイティ …… 110
- 標準様式でなかったら… …… 113
- 定規メモリを利用すれば？ …… 116

第10章 洞調律を知れ
～自信をもってサイナスと言えますか？～ ……119

- なんちゃって洞調律してません？ …… 119
- 電気の流れは知ってますね …… 121
- 洞調律の診断はP波で… …… 121
- やってみよう！ イチニエフの法則 …… 125
- 洞調律の呼び名いろいろ …… 127
- P波の探し方―T-QRSライン法― …… 128
- 応用問題―その1― …… 131
- 応用問題―その2― …… 133
- 応用問題―その3― …… 135

第11章 「正常か？」で見る超簡単！心電図チェック法
～前半戦～ ……138

- どう順に何を見る―チェック項目― …… 140
- 3つのRチェック …… 142
- QRS波のチェック①―異常Q波― …… 145
- QRS波のチェック②―スパイク・チェック― …… 149
- ST偏位のチェック …… 154
- T波のチェック …… 157
- P-QRSバランス・チェック …… 161

第12章 「正常か？」で見る超簡単！心電図チェック法
～後半戦～ ……163

- 症例1 …… 164
- 症例2 …… 167
- 症例3 …… 169

症例4	171
症例5	174
症例6	176
症例7	178
症例8	181
症例9	184
症例10	187
症例11	189
症例12	193

さくいん ……………………………………………………………… 198

第0章
著者からのメッセージ
〜心電図駆け込み寺へようこそ〜

　心電図ってニガテだな．何冊かテキスト買ったりしてみたけど，難しくって眠いし途中で投げ出しちゃった…．

　この本を手にとって，何となくはじめのこの文章に目を通してらっしゃる，そこのアナタ！
　こんな経験ありませんか？

　はじめに言っておくと，この本の著者である私は，一度や二度，いやホント言うともっとかもしれませんが，心電図に対する"学習放棄"にも近い挫折感をイヤと言うほど味わってきました．

　のほほんとした医学生時代を過ごした私は当然として，勉強熱心で，循環器医になりたいわけじゃないけど心電図はやはり気になるし，ある程度のレベルはクリアしておきたいと感じている方であっても，"心電図の壁"に挑み，善戦しつつも結局ダメだったという経験をお持ちの方，少なくないと思います．

　あれこれ努力はしてみたけれど，いまだなお心電図が克服できていない人を主なターゲットとして本書は作成されています．

～～～～～～～～～～～～～～～～～～～～～～～～

　私は，大の苦手からの"逆転ホームラン"として心電図を克服した経験をもとに，医学生，研修医・レジデントや非専門医の先生，そして種々のコメディカル・スタッフを対象とした心電図講義の機会を多く得ました．

毎回，自分なりに一生懸命，基本的なことから丁寧にスライドや配付資料を準備しました．また，自身の臨床経験に御指導いただいた俊英の先生方から見聞きした知見を乗せて，数少ない長所である筆マメさにまかせて書籍という形で心電図の読みやその解釈のノウハウを伝えようとしてきました．

　既刊の『心電図のみかた，考え方』(基礎編)ならびに(応用編)に関しては，一定の感触はあったと思います．

　『先生の本読みました．とってもわかりやすかった．自分にとって今までの心電図のテキストの中でベストでした』
　そういった嬉しい言葉もたくさんいただきました(人生であまり褒められた経験のない私は素直に喜びました)．

　しかし，その一方で講義後の感想や質問を聞いてみると，心電図がニガテな人たちはもっともっとベーシックなところで躓いていることが多いということに気づかされました．

　また，『心電図のみかた，考え方』では，とっつきやすさが出るかと思い，会話調で全体を構成したのですが，これにも賛否両論の意見をいただきました．

　そこで，教科書を使って心電図の勉強をはじめる"前夜"に読めるようなテキストブックで，スムースに学習していくための弾みとなるような内容をお伝えできないか．そう考えて準備したのが今回の内容です．

　最初の10話は，私が単独で初学者の皆さんに語りかけるレクチャー・スタイルとし，実践的な後半の2章(11，12章)のみを得意の会話スタイルで編纂しました．この辺も絶対的な正解はないと思っていますが，試行錯誤，自分なりの表現にはなっていると思います．

　まず，はじめの2つの章は助走の章．

何よりも自分一人で正しい心電図がとれる"記録力"を身につけてもらい，心電図を読むときに紙一枚だけを眺めるのではなく，参考にしたい周辺情報を集める"準備力"の重要性を具体的な症例で述べました．

　3章は普通の教科書ではまず述べられない本音（ほんね）の章．こんなの知らなくても大丈夫，覚える必要なしとキッパリ言って初学者の方を勇気づけてみました．でも，これって本当のことなんです．

　続く4章と5章は，あえてスタンダードな12誘導"以外"の心電図について語ってみました．4章はモニター心電図について適応を考えることの大事さを解き，5章で紹介した携帯（型）心電図は，もっと実臨床で生かされるべきとの思いで動悸患者での使用例を魅力的に語りました．

　次からがようやく勝負の章．難しく構えがちな心電図のイロハについて私なりのユニークな方法で丁寧に解説しました．
　12個の誘導をグループ分けし，いくつかの方向から心臓を眺めてるだけだという考え方から入り（6章），無味乾燥に見える波に"ピクット（P-QRS-T）"と名付け，波形の変化や不整脈をマンガ（イラスト）を使って2パターンで紹介するのは，コメディカルの方々の心電図講義の過程で湧いてきたアイディアです（7章）．8章では，"フィールド調査"として，心電図波形が描かれる方眼用紙のカラクリを知り，その巧妙さに感動してもらいたいです．

　続く2章は"自分でできるぞ"という自信をつけてもらうための飛翔（ひしょう）の章です．
　9章では検脈から派生したオリジナル手法で，心拍数の計算を習得してもらいます．そして，その流れで，洞調律かどうか判断できる自信が得られれば（10章），その後も心電図の勉強を楽しく続ける勢いがつくのではないかと思っています．

　そして，残りの2つの章（11，12章）は，総括（そうかつ）の章です．
　私の大きなライフ・ワークの一つ，心電図に関する教育活動の最良の支援者である同僚の小笹寧子先生を迎え，2人ならではの軽妙なタッチの会話形式で，心

電図を読む楽しさを伝えたつもりです．
「**レーサーが　クルッとスタート　バランスよし！**」のかけ声のもと，われわれと一緒に実際の波形に触れていただけば，心電図に対する今までの退屈・苦手・後回しの感情がエキサイティングな感動に置換されることでしょう．

でも，私は自戒の意味も込めて，はじめからあまり多くは望みません．心電図をニガテに感じる皆さんが，読む前よりよりちょっとだけも心電図に親しみの気持ちを持ってくれたら，それだけで本書の目的は十分に果たされます．

さぁさぁ，堅苦しいイントロはたいがいにして，いざ魅力的な心電図の世界へどうぞ．稀代の心電図好きがご案内します！

そして最後に．
医師として，研究者として，人として，筆者の憧憬の的でありますお二方に推薦のことばを頂戴しました．
御専門の心臓カテーテルにとどまらず，医療統計，プレゼン技法，総合診療など多方面で医学教育分野を牽引されておられる天理よろづ相談所病院部長の中川義久先生，そして循環器医としてヨチヨチ歩きのときから大学院での学位取得まで有形・無形の多大なサポートをいただき，なお活躍の場を広げておられる自治医科大学准教授 今井靖先生の御厚意に感謝申し上げます．
また，中外医学社編集部の中畑謙氏には，レイアウトその他，より魅力的な紙面となるよう御尽力いただきました．完成までにだいぶお待たせした上に，いろいろ細かく，ときにうるさい注文にまで迅速かつ丁寧に対応いただけました．そして，前作『心電図のみかた・考え方』より企画・立案いただき，浅学な私にこうして心電図について語る機会を引き続き与えて下さっている同社企画部の鈴木真美子女史に最大限の感謝をいたしております．

2016年冬　金閣寺の傍より

杉山裕章

第1章
心電図が読める以前に大事なこと［その1］
~きちんと心電図とれますか？~

　心電図をマスターして使いこなしている人が，このテキストを手にとることはないと思います．ですから，今この文章を読もうとしているのは，これから心電図を本格的に勉強するぞという人でしょう．

　『はやいとこどんな心電図でも読める秘訣を教えて！』という人には肩すかしを食らわしてしまうようで恐縮ですが，会話形式のやりとりを題材に心電図が読めるよりまず大事なコトを伝えたいと思います．

　今回のテーマは「きちんと心電図をとる」です．その心は，

　　① どんなタイミングでとる？………心電図が必要になるとき
　　② どうやってとる？………………自分一人で正しくとれる？

の2つです．

症例提示

　では，早速はじめましょう．
　これは，救急外来に配属された研修医（A先生）と患者さん（Bさん）とのやりとりです．Bさんは82歳，女性．今日の朝，自宅の階段から転落して右腕を強打したために救急受診されました．

こんにちは．担当になった A です．

先生，お願いします．昨日の晩くらいから体がダルくて，今朝は歩くのも辛かったの．そしたら階段で足を踏み外してしまって…

それは大変でしたね．手は痛みますか？

ええ．少しよくなったわ．でも私，気が動転しているからなのか，呼吸がしづらいというか，なんだか胸もずっと苦しいの．

(右腕はたぶん折れてるんだろうな．骨折．でも，アレッ？　昨日からだるいとか，胸がおかしいのはちょっと変だなぁ)　そうですか．血圧とか脈拍とか測らせてもらいますね．看護師さん，バイタルお願いします．

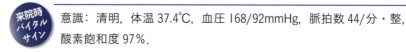

意識：清明，体温 37.4℃，血圧 168/92mmHg，脈拍数 44/分・整，酸素飽和度 97％．

(ちょい微熱で血圧も高めだ．脈拍は遅め…胸部症状も気になるなぁ) 今も胸は苦しいですか？

ええ．何かこう，胸全体をグーッと押さえつけられている感じかな．こうしてジッとしてると治まってきたりもするけれど．また，さっきから強くなってきたわ．

血圧がちょっと高めですね．それと，脈もいつも遅いんでしたっけ？

いいえ．以前からコレステロールは高くて近所のお医者さんから薬をいただいてますけど．主人と一緒に毎朝血圧を測るようにしてますけれど，血圧はいつも正常ですよ．脈の方もぜいぜい 65〜70 くらいだったわよ．今日，遅いですか，私の脈？

心電図いつとる？

　この症例，たしかにレントゲンで右上腕骨が折れてたみたいですが，あとは整形外科にお任せ…で本当に良いでしょうか？

　あなたならどうしますか？
　採血をしますか？　胸部レントゲンですか…？

　A先生もうすうす感じていますが，Bさんは骨折による右腕の痛み以外に思わせぶりな胸部圧迫感，そして呼吸苦を訴えています．多少敏感な方なようですし，精神的ショックで片付けてしまってもいいですか…？

　否．ダメです．
　特にこの方は，胸の症状以外に不自然な徐脈や高血圧もありますから．

　そう．**心電図**ですよ，次にとるのは！
　バイタルサインが崩れていたり，**胸部症状**の訴えがあるとき，早急に心電図が必要になります．

　たまに『心電図って，どういうときにとったらいいんですか？』という質問を受けます．絶対に心電図がマスト（必須！）になるのが，この状況ですよね．

心電図が必要な"そのとき"

- **バイタルサイン**の乱れ（意識レベル低下，血圧低下，頻脈・徐脈など）
- **胸部症状**の訴え（胸痛，胸部不快感・苦悶感，呼吸苦，息切れなど）

　意識レベル，体温，血圧，脈拍，サチュレーション（酸素飽和度）がバイタルサイン5点セットなら，私は**心電図は6番目のバイタルサイン**だよといつも言ってます．

以上ここまでテーマ①どんなタイミングでとる？　でした．

　ちなみに，この会話のモデルになったケースでは，入院時には心電図はとられていませんでした．
　当日は日曜日でもあり，骨折も保存的加療（ギプスのみ）となったため，手術するにしても週明けだから，心電図や胸部レントゲンは明日やりましょうねと患者さんにも説明されていました．血圧も脈拍も今すぐヤバイと感じるものでなかったため，スルーされていたようです．

　でも，実際には患者さんがあまりにも胸を苦しそうにしているので，入院して3時間以上たった後，心配したナースが心電図を記録してくれました．それが次のものです 図1-1．

　現段階では，心電図の読み方を細かく伝えるのが本意ではないため，結論だけ．Ⅱ，Ⅲ，aVF誘導（下壁誘導）に著明なST上昇が認められ，**急性心筋梗塞**が疑われる心電図です．また，徐脈は**完全房室ブロック**（心房と心室との間の電気連絡が途絶えてしまう）が原因で，緊急性の高い病態が2つ同時に起きていました．そして，階段からの転落も，一瞬意識が遠のいた直後の出来事だったようです．これも徐脈の関与でしょうか．

　よく肩や背中の痛みで受診した患者さんが湿布で対処され，後日心筋梗塞だったなんてハナシ，皆さんも一度は聞いたことがあるかもしれません．このエピソードも似たようなものですね．

　どうして心電図とらないんだよ，コイツ…そう思う人も多いでしょうね．ある意味，"笑い話"かもしれませんね，このエピソードは．
　ただ，一歩間違えば誰でもこの担当医と同じことになりかねません．
　こういうときにわれわれがすべきなのは，"人のふり見て我がふり直せ"です．
　いつも基本に忠実に．でも，もう大丈夫．皆さんはきちんと「心電図をとらなきゃ！」って気持ちになれるはずです．

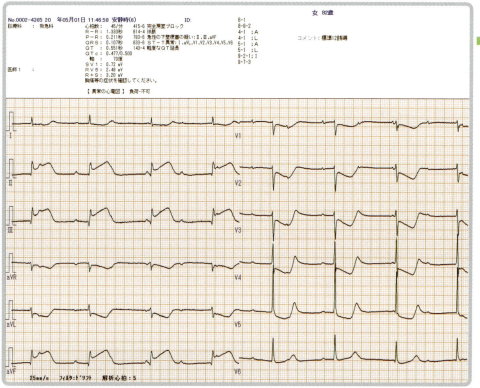

図 1-1 心電図（症例）
82歳，女性．徐脈（心拍数 48/分）とともに，II，III，aVF 誘導で著明な ST 上昇，広範な誘導での ST 低下（aVL，V₁〜V₅ 誘導）が見られる．正式な診断は本文参照．

　バイタルサインが崩れてます．そして何よりも胸部症状でしょう．これは心電図に決まってます！

　正しく読めなかったらどうしよう？
　間違った臨床判断をしたら攻められるかなぁ？

　不安な気持ち，共感します．
　でも，だからって"あえて心電図はとらない"という行為はダメです．それっ

て，医師なのに道端で倒れた人を見捨てて走り去るのと大差ない姿勢じゃないんです？
　読めるか読めないかは二の次です．まずは**とるべきときに心電図をとる**，この姿勢が大事です！

心電図どうやってとる？

では次．②どうやってとる？　っていう話に移りましょう．
　ぶっちゃけ皆さんは正しく心電図とれますか？　ナース任せにしてませんか？

　心電図が正しく読めることは非常に大切なのは皆さんおわかりでしょう．でも，その前に**正しい心電図記録**ができてナンボなことはわかってもらえますね？自分で．患者さんの前でいちいち教科書を開いて電極を貼ってると信用なくしますし…．

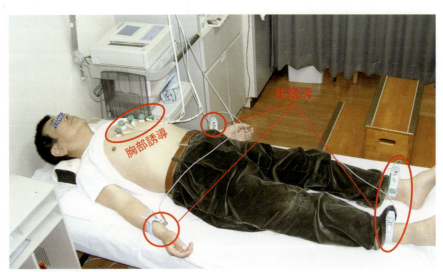

図 1-2　12 誘導心電図記録中の風景
手足に 4 個（肢誘導），胸部に 6 個（胸部誘導）の電極を正しく装着すべし．

ここでは『今さら恥ずかしくて聞けないよなぁ』と思っている方がいるんじゃないかと想定して，心電図のとり方を一から丁寧に解説します．

まず，実際に心電図を記録している写真からどうぞ 図1-2．皆さんが悩むことがあるとすれば，それは電極の貼り方でしょうか．これが正しくできれば，通常あとはボタンをポンッで終了ですから．

心電図の電極は計10個あるのが標準で，手足に貼る4つと胸部に貼る6つとがそれぞれ1束になっています．手足の電極4つは肢誘導，胸の6つは胸部誘導をそれぞれ記録するためのものです．ここまではいいですね？

肢誘導電極の貼り方

まずは肢誘導の方から．図1-3 をご覧下さい．肢誘導の電極は，

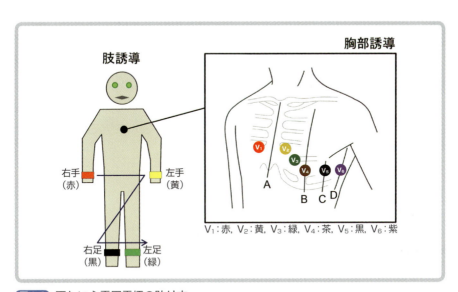

図1-3 正しい心電図電極の貼り方
心電図は何よりもまず正しく記録することが大事．肢誘導では左右のつけ間違い，胸部誘導では肋間違いや V_4〜V_6 誘導の位置が不適当などが代表的ミス．**A**: 胸骨正中線，**B**: 鎖骨中線，**C**: 前腋窩線，**D**: 中腋窩線．

①赤色　②黄色　③黒色　④緑色

の4つで，これをアルファベットのZの字を描くように，右手→左手→右足→左足の順に①，②，③，④の色の電極をつけるだけでOKです．

Z字の順番であることを忘れずに．あとは代表的な色の覚え方として

「あきちゃん　くみちゃん」　または　「あきよし　くみこ」

などがあるそうです．

なお，右足につける**黒色はアース（接地）**に用います．これはゼロ点を作り出すためのもので，誘導を作り出すのには関与していないことも知っておくと良いでしょう．

胸部誘導電極の貼り方

これが本章のラスト．胸部誘導電極の貼り方です．さぁ，あと一息頑張りましょう．

有名な循環器の教授が，心電図のとり方をレクチャーする際，肋間を1コずつずれて教えて学生が混乱したというような話もあるくらいで，これが意外に難しいんです．

胸部誘導のコードにつながった電極は，V_1〜V_6 誘導の順に

V_1: 赤色①　　V_2: 黄色②　　V_3: 緑色③
V_4: 茶色④　　V_5: 黒色⑤　　V_6: 紫色⑥

の6つです．肢誘導よりやや多くて覚えにくいためか，この色の順番が覚えにくいためか，

「あ き み ちゃ く む（秋美，茶汲む）」 または
「あ き に りょく ちゃ く む（秋に緑茶汲む）」

などと語呂合わせで覚えていくのが無難でしょうか．私が学生のころは，赤の字を"せき"の"せ"，緑を"ぐりーん"の"ぐ"，紫色の"む"を"ん"と読み替えて，

「せ き ぐ ち く ん（関口君）」

なんていう，ややトリッキーな暗記法で教わった記憶があります．

さて，電極のカラーはおさえましたね．胸部誘導を正しくつけるには，肋間を正しく認識することがタイセツです．

胸部誘導の電極は，<u>第4肋間</u>から貼り始めます．"しんでんず"なので"4"というのが，私の暗記法です．図1-4 のように右手の指を使って肋間を探ります．

人によってややわかりづらいときもありますが，右小指で第1肋間を認識します．あとは胸骨の右端（胸骨右縁）をピッピッピッと下がっていけば，人差し指が第4肋間に当たるはずです．この第4肋間胸骨右縁が最初の電極①（赤）を貼る場所です．ちなみに，胸骨というのは，いわゆる"ネクタイの骨"のこと．以下，電極を丸付きの番号で示すことにします．

次に2つ目の②（黄）は，①（赤）に対して胸骨の対岸（左縁）に貼って下さい．ここも第4肋間レベルですね．

次に③（緑）を貼ってた方，いますぐやめましょう！
胸部誘導をきちんとつける秘訣は，①（赤）→②（黄）→④（茶）とつけてから③（緑）に戻ることです．心電図記録のエキスパートである臨床検査技師は，たいがいこうとってるんです．④（茶）の電極は1肋間下がった第5肋間で，上にある鎖骨のほぼ真ん中の線とぶつかるところで，普通は乳首のやや下になります．

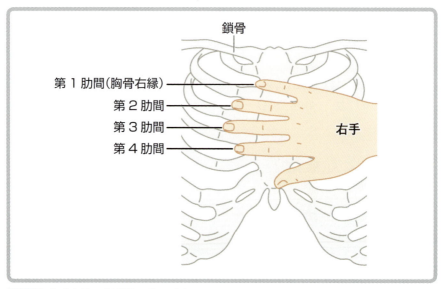

図1-4 右手を使った肋間の見つけ方
鎖骨と第1肋間を意識しながら，胸骨右縁を1→2→3→4肋間とリズム良く下りていく．
太った患者さんではややわかりづらいため，慣れが必要．

　まぁ個人差もあるし，特に胸の大きな女性では場所を迷うこともしばしばですが，この辺は練習あるのみです．

　そして④（茶）が貼れたら，③（緑）に戻れば良く，これはカンタン．**電極③（緑）は②（黄）と④（茶）とを結ぶ線のだいたい真ん中（中点）につければOKです**．①→②→④→③とつけていくワケはここにあるわけです．

　さて，あと残り2つの⑤（黒）と⑥（紫）ですが，実はここもミスをおかしやすいところです．電極⑤（黒）と⑥（紫）をつけるポイントは，**電極④（茶）と同じ高さ**だということ．しばしば見かけるのですが，②→③→④→⑤→⑥とだんだん下方（尾側）に八の字のように"右下がり"に電極を貼っていく人がいます．でも，これは間違いです．

　では，⑤（黒），⑥（紫）ともに④（茶）と同じ高さなのはわかったとして，次にわ

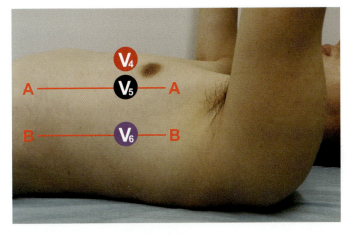

図 1-5 V_5, V_6 電極と前・中腋窩線の位置関係
A：前腋窩線，B：中腋窩線．V_4〜V_6 誘導は同じ高さなので，こうして寝ている患者さんでは，背中に向かって"真下"に下がっていくように意識することがポイント．

かりにくいのは前腋窩線とか中腋窩線という言葉ではないですか？ でも，コレはカンタンですよ．上の写真を見たら一発です 図 1-5 ．

　まず，**前腋窩線**は胸壁のヘリというか，真横から見た胴体の一番上の線だと思って下さい．そして，**中腋窩線**はもっとカンタン．地面についている背中を"後腋窩線"ととらえると，前と後の腋窩線の中間の線になりますよね？

　もうすでに電極④（茶）が貼れて，前腋窩線・中腋窩線もわかったら，電極⑤（黒），⑥（紫）は瞬殺で貼れますよね．メデタシ，メデタシ．これで胸部誘導も全部電極が貼れました！

＊　＊　＊　＊　＊　＊　＊

　さぁ，以上，どういうときに心電図を記録したらいいのか，そして，いざとるとなったときの正しい電極の貼り方について述べてきました．今まで特に意識していなかったような内容でしょうが，意外に学ぶことは多かったはず！

とくに強調したいのは，最後の心電図電極の貼り方です．胸部誘導の方がやや煩雑でしたが，最初は「自分の患者さんの心電図は全部自分でとるんだ」くらいの意気込みでやっていけば，そのうち何の苦労もなくできるようになるはずです．がんばれ！

Take Home Message
- ★ 心電図は6番目のバイタルサイン：意識レベル，血圧，脈拍や酸素飽和度がおかしかったり，胸部症状があったら心電図を！
- ★ 心電図は，まずとれてナンボ：電極をきちんと貼って正しく心電図記録をすべし．

第2章
心電図が読める以前に大事なこと［その2］
～周辺情報を集めろ～

　前回に引き続き心電図が読めるよりも前に大事なことについてお話します．ある日，当直をしている研修医と循環器医との会話から学びましょう．

症例提示

　当直帯のある夜．循環器科で研修中のA先生はナースからの電話で起こされました．ただいまの時刻は午前2：30．夜中です．他病棟に2日前から脳梗塞で入院中の63歳男性が，突然胸のあたりがおかしいと訴えたため見に来て欲しいとのことですが…．

　脳梗塞の患者さんかぁ…．胸の症状ってどんなだろ？　眠いけど，ひとまず行ってみるかー．

　…病棟に到着…

　（カルテでザッと病歴チェックをして）背景に糖尿病と高血圧があるのかぁ．たしかに30分くらい前から胸がドンドンしはじめたって言ってたな．…不整脈かな？　あー，フセイミャクってニガテだなぁ，僕．ひょっとしたら狭心症かも…？　ひとまず上の先生に相談してみよっと．

　（眠）ムニャムニャ…．あー，トウチョクだけど．胸の症状があるのかい．その患者さんは何歳？　男性？　女性？

　男性です．年齢は70歳くらい…．今カルテで調べます．えーっと，あ，63歳でした．症状が出だしたのは30分くらい前からとのことです．

そうなんだぁ．その人って，病気は何で入院してるんだっけ？

 えーっと，脳梗塞です．入院したのは 2 日前です．入院したときのカルテには胸部症状の記載はないみたいでした．

 （もともと心疾患はないのかなぁ）ふーん．心臓はどう？　バイタルは…？

 心疾患は…カルテをザッと見た限り，既往なさそうです．えー，バイタルサインはまだ測っていないんで，今から行ってきます．

…3 分ほど経過…

 バイタル測ってきました．血圧が 112/68，脈が 152 とか表示されました．サーチ（SpO$_2$）は 97％です．

 おっ，頻脈だな．血圧は大丈夫そうだけど．そうそう，胸の症状ってことだけど，心電図とってくれた…？

 あ，まだです．今とろうと思ってたんです．キカイとりにいってきます．また報告します．

 …う，うん．じゃあ待ってようかな．

…さらに 5 分ほど経過…

 心電図とってきましたぁ！

 心電図はサイナス*？　不整脈はあんの？　ST は？

＊洞調律（sinus rhythm）のこと

 （ボ，ボク心電図苦手なのにぃー．聞かないでよぉ…）
リズムは不整で，P 波はぁ…あとエスティー（ST）もブイロクとかで下がっているような気もしますし．あ，でも先生，やっぱ自信ないんで心電図は一度見に来てもらっていいですか？

あー，わかったよ．行くよ，そっちへ．過去にとった心電図もないか見つけといてね．あと，飲んでる薬もすぐわかるようにしといてね．

 服薬指示簿はナースステーションなので，今からとりにいこうと思います．え！ 昔の心電図もダイジなんですかぁ．さ，探しときます！

 あ，あのさー．見には行くけど，もうちょっと準備もしてぇー！
（て，天然…コイツーもっとちゃんとしろー(>o<)何にもしてなーい）

このときに記録された実際の心電図が次のものです 図 2-1．

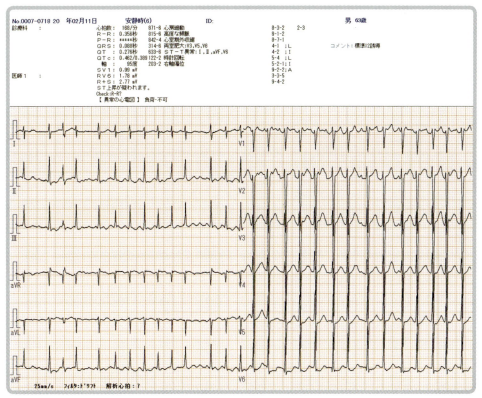

図 2-1 心電図（症例）
63歳，男性．脳梗塞で入院中．胸部不快を訴えた際の心電図記録．頻脈性心房細動．

結果，この患者さんの脳梗塞の背景に**発作性心房細動**があることが判明し，循環器的な治療も始まったのでした．メデタシ，メデタシ．

何がまずい？

なんか笑えないコントのような会話でしたが，いかがでしたか？ 多少の脚色はあるかもしれませんが，似たような話はよく耳にします．

私は別に研修医A先生が心電図を正しく読めなかったことを話題にして責め立てようとは思いません．ええ，全く．むしろ，それ以前の姿勢というか対応について反省しなきゃいけない点がありますよね？

もし仮にA先生が心電図の所見をスラスラ言えたとしても，彼はこの患者さんをうまく救えないのではとさえ思います．

順に見ていきます．
脳梗塞で入院中の患者さんが動悸を訴えたとき，眠気をおさえて病棟に向かったA先生，これは当直医として素晴らしいです．あたり前のことでも，夜中で眠いと，とかく電話のみですませてしまいがちですし．

ただ，そっから先がマズイですよね….

ちょこっとカルテをのぞいて，糖尿病，脂質異常症の**既往歴**を把握したまでは良かったのですが，直接に本人のところには行かずに**バイタルサイン**も測っていませんね．ここらへんは心電図がどうこうというか，救急のみならず医師としての診療の基礎がおろそかになっています（不安な気持ちから上司にひとまず相談したくなる気持ちはわかりますが…）．

また，患者さんの**年齢**もあいまいです．同じ動悸の訴えでも，たとえば若年の人と70歳前後の方とでは，"ホンモノ度"が違いますよね？

> **Dr コールする時に集めるべき情報**
> 1. 年齢・性別
> 2. 背景疾患（心疾患）・服薬状況
> 3. バイタルサイン
> 4. 自覚症状の有無
> 5. 過去の心電図
>
> **周辺情報**は心電図診断を高めます
> ～「とりあえずコールしとこ」は無責任！～

図 2-2
心電図だけを見るなかれ
心電図を読むとき，患者背景や記録時のバイタルサインや症状の有無，服薬などは診断精度を高める重要な情報となることも多い．

　そしてバイタルサインを測った後，胸部症状を見たら…そう，すかさず**心電図**ですね．これについては前回学びました（☞第 1 章参照）．心電図をとって，その所見をうまくプレゼンできないのは，これからの勉強ですから今はいいです．

　では，何が大事でしょうか？　それは循環器当直医 B 先生のコメントの端々から，こうした場面で必要な所見が述べられているので参考にしてみましょう．

　そして最後．B 先生は服用している**薬剤**についても知りたがっていますね．もちろん，緩下剤や精神安定剤について知りたいのではなく，主として心血管系疾患に関係した，いわゆる**循環器系のクスリ**についてです．

　以上をまとめると 図 2-2 のようになるでしょうか．これは，私が研修医・修練医（レジデント）やナースに心電図の勉強会を行うときによく使うスライドです．

心電図とともに必要な情報

　心電図がよくデキル人はとかく心電図 1 枚だけ見て何でもわかると思われがちですが，そうではありません．**心電図をよく知っている人ほど心電図だけでは判断しない**のです．実はこうした**周辺情報**が大事なことを知っているためです．

例えば次の心電図を例に考えてみましょう 図2-3 .

まず何の事前情報もなく，この心電図を眺めて下さい．注目して欲しいのは，**赤枠**で囲って矢印（↙）で示した $V_1 \sim V_3$ 誘導です．ST 上昇していませんか？ ST 部分というのは，QRS 波の終了時点から T 波のはじまりをつなぐ部分で，"±0" の等電位線上にあるのが普通です．

心電図をそれほど勉強していない人でも，「ST 上昇」という単語を聞くと何か悪いことを連想するかもしれません．その通り．ST 上昇は**急性心筋梗塞**で認

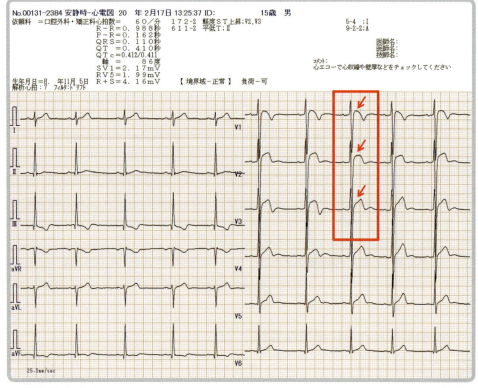

図2-3 心電図
$V_1 \sim V_3$ 誘導は ST 上昇してる？　無症状の 15 歳, 男子の心電図とわかったら….

められる代表的な所見です．しかも，この方では思わせぶりな陰性 T 波のように見える所見（V_1 誘導）もあったりして，さらにヤッカイです．

この心電図を相談されたら，私なら『胸痛はあるの？』『何歳？男性それとも女性？』など矢継ぎ早に質問するでしょう．そしてもし，これが何の自覚症状もない 15 歳の男の子の心電図とわかったら….

『非特異的な ST 上昇かなぁ．中年くらいまでの男性では，右前胸部誘導（V_1〜V_3 誘導）では正常亜型としてこんな所見が見られるよ』

とコメントすることでしょう．

でも，もしも，76 歳・男性で胸部苦悶感の訴えで救急外来に来たというシチュエーションなら？

『心電図を記録してたときも胸部症状はあったの？ 冠危険因子は？ ST 部分と T 波については，過去の心電図があったら比較しよう．あと，採血や心エコーも見てみようよ』

と指示するかもしれません．なんだかズルく聞こえるかもしれませんが，全然そんなことないですよ！ それが実臨床，リアル・ワールドです．**ひとえに ST 上昇といっても非常にバリエーションがある**のです．

実際に左冠動脈（前下行枝）の閉塞によって生じる前壁中隔梗塞の心電図で，先ほどの心電図（図 2-3）との差異がわずかな症例だってありますよ．そういうとき，周辺情報を持っている人は強いです．最後にポイントを解説して終わります．

1. 年齢・性別

これは非常に大事な要素．76 歳・男性なのか，24 歳・女性なのか….たとえば胸痛という主訴を聞いても，はじめに考えることは違ってくるはず．もちろん極端に左右されてはいけませんが．

2. 背景疾患・服薬状況

特に**心疾患の既往**がポイントです．入院歴や手術・カテーテル歴などが大切でしょうか．冠危険因子のチェックも忘れずに．前述の通りクスリも要チェック．

冠危険因子

高血圧，糖尿病，脂質異常症，喫煙歴，家族歴，肥満，運動不足など

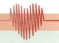

3. バイタルサイン

特に血圧や脈拍は要チェック．自覚症状とバイタルは診療の基本です．

4. 自覚症状の有無

心電図が記録されたとき，患者さんはどんな症状を訴えていたのか？
とくに循環器疾患が関与しそうな**症状**は要チェックです．胸部症状（胸痛，胸部苦悶感）や呼吸苦・息切れ，そしてめまい・ふらつきなどですね．

5. 過去の心電図

自分で心電図を見てオカシイかなと感じた場合，必ず**その所見が前からあるのかチェックするクセ**をつけましょう．そのためには当然，**過去の心電図**が必要になります．リズム（調律）はもちろん，QRS波形やST部分やT波など…特に新しく出てきた心電図の"変化"は，心臓に生じた新規イベントを示唆していることが多いです．

Take Home Message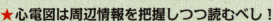

★ 心電図は周辺情報を把握しつつ読むべし！
　① 年齢・性別
　② バイタルサイン
　③ 自覚症状（心電図記録時にあったかどうか）
　④ 背景心疾患や服用薬剤
★ 過去の心電図との比較が診断能向上の秘訣．

第3章
心電図学習の5つの常識・非常識
〜だからあなたはキライになる〜

　前回までの2回は，心電図の"いろは"の前に大事なことを話ししました．
　どうです？　ついてこられてますか？　いきなり全部を理解しようとせず，気軽に進んでく感じでいいですよ．

　今回のテーマですが，．心電図を学ぶ過程で，初学者を挫折の淵に追いやる代表的な"キラー・ポイント"を5つばかし挙げてみようと思ってるんです．これらの項目は，暗記はもちろん，理解しなきゃと思ったら"負け"なんです．むしろ逆に，「知らんでOK！」という論調でお送りいたしますよ．

　…今までそんな本，なかったですよね．だから，あえてやってみよう，それが私のスタイルです（笑）．

　さぁ，途中まで読んで投げ出してしまった本があるアナタ，この章を読みながら，教科書の内容を確認してみて下さい．もしも以下の"NGポイント"がバッチリ解説されているような本は，絶対に読んではいけないのです！

活動電位よ，さらば！

　多くの教科書で，刺激伝導系の解剖とほぼ同時のタイミングで「活動電位」のハナシが紹介されています．そもそも洞結節や房室結節などの"結節系"と心房・心室の"心筋系"では活動電位の波形が違うことや，0〜4相でしたか，個々の細胞が脱分極，再分極する過程がどんなイオンで作られるのかとか，もっとひどい本になると，具体的なイオンチャネルの種類まで述べている本があります．

ある意味，愚直であった私も蛍光ペンでマークしたりしてました．

…でも，今思えばナンセンス．はっきり言って無駄でした．ムダ，ムダ．臨床心電学を学ぶ上では不要な知識だと思います，基本的に．

医学生時代，循環器のダイナミックな治療にあこがれながらも，心電図に対する恐怖感がぬぐえなかった私でしたが，藁にもすがる気持ちで参加した心電図ゼミでガツンと意識の変革がありました．

何年にもわたって心電図ゼミを担当されていた先生が，最初の講義で

『イオンチャネルや活動電位の話は，臨床現場で必要な心電図を習得する上では"百害あって一利なし"ですから，決して立ち入るのはやめましょう』

と話されました（当時のテキストに残った走り書きが懐かしいです）．これを聞いて，胸の奥につかえていた何か一つがスーッと消えていき，心電図を学ぶ上で必要なもの・不要な物という意識で頭を整理するキッカケとなりました．

ですから，どうぞ皆さんも次のような図 図3-1 を堂々と無視していきましょう．大丈夫ですって，本当に．

肢誘導のベクトル表示とアイントーベンの三角形

そのうち「心電図って何？」という話をします．心臓内を電気が流れていく様子を表したものが心電図なんです（☞第6章参照）．この電気の流れを座標平面上でベクトル，つまり"矢印学"で理解しようとする考えがあります．

すでに臨床現場に出ている方なんかでは，
『え？ オレ，久しぶりにザヒョーとかベクトルって言葉聞いたし』
という人，多いのでは？

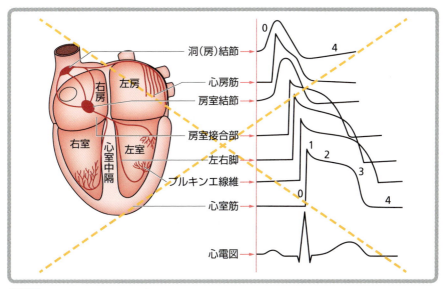

図 3-1 活動電位はひとまず忘れよう
初学者が心筋細胞の脱分極・再分極の詳細を知ったところで，心電図的には百害のみで一利もない状況．さぁ，ひとまず飛ばして先に進もう．"空振り感"を自覚するだけで，心電図の上達には役に立ちませんよ．

　思い返してみると，私も大学4年か5年に生理学で出てきた記憶が，うっすらボンヤリあります．アイントーベンの三角形がどうだこうだ，ウィルソンの結合電極（または不関電極）を仮定してとか，他にもルイス，ゴールドバーガーが云々カンヌン…たしか，試験にも出たかも．

　サイン，コサイン，タンジェント…，なんじゃそりゃー．わけわからん！
はじめて聞いたときの感覚と同じかも．違うかぁ．

　これらの人名は，100年以上ある心電図ヒストリーでは"巨匠"，というか"開発者（ディベロッパー）"として名を残す天才たちです．なので当然，これらの理論は心電図の根幹を作る原理的なハナシですし，私たち常人には理解できなくても全然いいです．

　でも，ハッキリ言って心電図を臨床に生かす上ではまったく不要ですよ，これ

らの知識は．活動電位に続く，心電図をキライにさせるお話パート 2 ですかね．

『何言ってんだ君は！　医学教育の観点からは重要なんだ！』

とお叱りを受けるかもしれません．ただ，実際の患者さんを前に，ときには迅速な対応を迫られる現代の我々医師にとって，これらの "伝統芸" にゆっくり耳を傾けてるゆとりがあまりないのも事実です．

"だから何？" 的な扱いをしろとまでは言いませんよ．興味があったら聞いて下さい．でも，実際には，こうした "昔話" の理解にエネルギーをとられて挫折する医学生や研修医をたくさん見てきたんです，私．ためしに見て下さい，ご自身の教科書を．後半の実際の心電図の解説で，これらの "矢印学" は，ほとんど登場しませんでしょ？．

心を折られず勉強を続けるコツは…そう，**心電図の細かな原理はあれこれ考えない**ことです！

ちなみに，**QRS 電気軸**または**電気軸**，すごい略して「軸」とだけ言われる概念が皆さんを苦しめてはいませんか？

実はコレ，"伝統芸" のうち，かろうじて一部残っているものなんです．

まぁ，QRS 電気軸がおかしくても，何かの心臓病と 1：1 に対応するほど特異性の高い所見ではありません．ですから，私は，『アレッ，もしかしてチョイ心臓おかしい？』と感づくためのアンテナの一つくらいにしか考えないで OK と思っています．

デンキジクという響きが難しそうに聞こえるのがイヤなので，最後の 2 章で紹介した心電図の読み方でも「QRS 波の向きチェック」と言葉を変えたのは，私なりの思いやりのつもりです（☛第 11，12 章参照）．

いろいろな診断基準，どこまで覚える？

『先生って，心電図の**診断基準**の数値，全部覚えてるんですか？』

あるいは，

『心電図の診断基準ってどれをどこまで覚えたらいいんですか？』

という質問，非常によく受けます．

「心電図の勉強をすること」が「一つずつの細かい診断基準を暗記していくこと」とイコールであると感じている人が多いのではないでしょうか．これがなかなか覚えられないから心電図は難しい，つまらない，ニガテ…という"ネガティブ連鎖"に陥っていませんか？

ですから，私の真骨頂として，**診断基準なんて忘れても大丈夫**という話をしましょうか．

一番有名なのは，いわゆるエルブイエイチ（LVH*），日本語で「左室肥大」と呼ばれる病態に関する基準から．心電図的には「左室高電位差**」という所見がキーポイントになってきます．

---

*left ventricular hypertrophy, **left ventricular high voltage

左室はまだしも，コウデンイサ…？ 何じゃそりゃという言葉もさることながら，その診断基準はさらにクセモノです．「～のLVH基準」として，人名のついた有名な数値基準からいくつか抜粋して示してみました 表3-1 ．

皆さん，はじめに言っときますけど，ゼ，ゼッタイに覚えちゃいけませんよ！

表 3-1　絶対に覚えちゃダメ！　左室高電位差の診断基準

これも赤色サインペンなどで大きくバツ（×）印をつけて下さい！　R_I：Ⅰ誘導のR波の高さ，S_{V_1}：V_1誘導のS波の深さ等，その他も同様のルール．

① $R_I + S_{III} ≧ 25mm$
② 肢誘導いずれかで $R（または S）≧ 20mm$
③ $Ra_{V_L} > 11mm$
④ $S_{V_1}（または S_{V_2}）≧ 30mm$
⑤ $R_{V_6}（または R_{V_5}）> 26mm$
⑥ $S_{V_1} + R_{V_5}（または R_{V_6}）≧ 35mm$

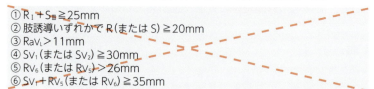

…どうです？　サッパリですよね，こんなん，普通．

何も考えずに丸暗記するのはほぼ不可能なレベルじゃないですか？　私なら瞬時に降参の白旗をあげるでしょう．

仮に少し賢くなって，"左横"，すなわち側壁から見たイチエル・ブイゴロク（Ⅰ, aV_L, V_5, V_6）誘導での陽性波（R波）が立派になり，おおむね反対方向の誘導（例：Ⅰ⇔Ⅲ，V_1⇔V_6）では陰性波（S波）が深くなってるのかぁと気づいても，時すでに遅し．"覚え出したら負け"，挫折への一歩がはじまっちゃいますよ！

ちなみに，すべての心電図で毎回，これらの基準値を超えてる超えてないをチェックできると思いますか？

私もそうですが，日々の診療で心電図を使い倒してる循環器医って，心電図診断には1秒に満たないか，せいぜい数秒しかかけません．よほど特殊なケースは除きますけど．

普通に考えて，そんな状況で，どこ誘導のどの波がどんな形で高さ・深さがどれくらいなど，逐一測って判読してるとは到底思えませんよね？
　…もちろん，私はしていませんよ．

もう一つ例を挙げましょう．「左脚前枝ブロック」というのも，診断基準が複雑な心電図として取り上げる例です．"絶対に覚えてはいけない診断条件"，一応載せてみますね　表 3-2．

表 3-2 これも絶対覚えるな！　左脚前枝ブロック診断基準

これも赤色サインペンで大きくバツ（×）印．数値の暗記はいわんや，座標平面上での説明図を理解しようとするから，心電図がつまらなくなる．

① QRS 幅≧0.10 秒（100 ミリ秒［ms］）
② QRS 電気軸：左軸偏位（−60°以上）
③ Ⅰ，aV_L 誘導：qR 型
④ Ⅱ，Ⅲ，aV_F 誘導：rS 型

　サキャクゼンシブロック…？　もはや魔法か何かの名前でしょうか．4つの呪文を唱えて使うみたいなカンジ．ムリ，ムリ，そんな．
　数値ならまだしもという人も，特に③とか④のような"波形しばり"みたいな基準まで覚えるのは非常にやっかいですよね．

　…どうです？

　「左室肥大」にしても「左脚前肢ブロック」にしても，診断基準（クライテリア）を完璧に覚えなきゃ診断できないと信じ込んで間違った努力をすればするほど，どんどん心電図がニガテ・キライになっていくんです．

　ノンノンッ，そんなの違いますよー．
　心電図は楽しい．覚えることなんてほんとはあまりないんですよー！

　私は声を大にして言いたいです．心電図は，細かな基準の値よりも，大きな"柱"というかキーポイントとなる所見をおさえて，そこから連想するんです．

　「左室肥大」でしたら，V₄〜V₆誘導が互いに重なりあうような"密集感"から連想します．「左脚前肢ブロック」についても，「左軸偏位」という QRS 波の向きの異常があって（表 3-2 の②〜④はそれを難しく表現しただけ），QRS 幅がちょい広めだったら頭に浮かべて，気になったら本で診断基準の○×を確認してみよう，ほんとそんなスタイルで十分なんです．

　むしろ，左室肥大を見て心エコーしてみようかとか，血圧はどうかなと考えた

り，左脚前枝だけでなく，右脚とか左脚後枝はどうかなとか，健診では前から言われてたのかとか，意識をなくして倒れたことがないか聞いてみよう…というのが医師の仕事なんです．

ですから，今まで診断基準に，数字にしばられてきた皆さん，もっと気楽にいきましょう！

なんちゃってメカニズムも覚えない

今まで「覚えなきゃ」と思っていたものを「いりませんよー」と言って勇気づけることが本章の役目ですが，4つ目はメカニズム．しくみ的な話です．

私はよく"NG教科書"と言ってるんですが，読者に本当に理解させよう，あるいは少しでも臨床の役に立てよう，という意図があるのか疑問に感じるような心電図本が今もたくさん出版され(続け)ています．

こうした本では，もはや著者の趣味なのか(少し言葉が悪いかな)，たとえば「異常Q波」や「ST低下・上昇」がどうして生じるのかという機序，いわゆるメカニズムが事細かに記載されています．

「心外膜が…心内膜が…」などとそのまま引用してみようかと思いましたが，もともと容量の狭い私の頭では理解できなかったので，やめておきます(恥)．

でも，大丈夫．こうした話はまったく知らなくても，少なくとも私くらいのレベルで心電図を使い倒すことはできますよ．

『あっ，ニサンエフでSTが上昇してて，イチエルで下がってる！これは下壁のエムアイ*だ．ちょっと時間がたってるのかな，Q波もできかけてるぞ．よし，一刻も早くカテ室だ！』

---

*MI：心筋梗塞(myocardial infarction)

さぁ，機序をウジウジ論じてる場合ではありませんね．

エコーでどこの壁の動きが悪いとか，どの冠動脈がどこでつまってるのかとか，ステント治療後の心筋梗塞の管理とか，薬剤をどうするかとか…メカニズムの"その先"にやる気の出るワクワク・ポイントはあるんです．

ですから，道は一つ．メカニズムの部分に大きなバッテンをして先に進むか，そこに何ページも割いてる"NG教科書"はポイッとしちゃうこと（笑）．

「異常Q波＝梗塞巣」や「ST上昇＋ST低下＝冠動脈急性閉塞」というのは，先人たちの叡智であって，われわれはそれを素直に受け入れ日々の臨床に生かそうではありませんか！

もっともらしく述べられているメカニズムの多くが"後付け理論"であることを知ってから，私は**メカニズム・機序の理解よりも心電図波形の解釈やその後の臨床判断を優先する**ことで楽しく勉強を続けることができました．皆さんも試しにどうですか!?

心電図所見と疾患の1：1対応をやめる

さて，心電図に関する5つ目，これで一応最後の"Don't"です．
ズバリ，**心電図所見と病気を1：1に対応させるな！** これがキー・メッセージです．

たとえば，"エスイチ・キューサン・ティーサン"（$S_I Q_{III} T_{III}$）という，何かの暗号みたいな心電図所見があります（まだ知らない人も多いかも）．別になんてこたぁない，Ⅰ誘導でS波が目立って，Ⅲ誘導でおデブなQ波とひっくり返ったT波が出るという，3つを組合わせたサインです，コレ．

皆さんがお持ちの教科書には，「$S_I Q_{III} T_{III}$サインを見たら肺塞栓と思え」的なことが書いてありませんか？
　…それって100％本当なんですかね？　逆にこの所見がなかったら，肺塞栓っ

て否定できるんですかね？

　もう一つ．ある有名な心電図テキストの中に「心筋症」なるタイトルの章がありました．

① 左側胸部誘導（V_5，V_6誘導など）の高電位差
② 異常Q
③ ST-T の異常
④ 心室内伝導障害

が診断のポイントとされています．さらに，ST部分やT波の所見の強弱で「肥大型ならこの所見，拡張型ならこう」と，あたかも心電図だけで2つの病態が区別できますよと言わんばかりの記載がされています．

　でも，そもそも心筋症の診断って何でします？
　そう，心エコーですよね，日常臨床では．心臓 MRI や心臓カテーテル検査が必要になるかもしれません．少なくとも心電図ですべてが決まるとは誰も思いませんよね．

　3つ目は電解質について．
　たとえば血中カリウムが高くなったらテント状T波（高カリウム血症）や徐脈，低くなったらU波増高やQT延長（低カリウム血症）とかって，医師国家試験を受けるときに覚えませんでした？

　他には，同じくらい大事そうなナトリウム異常に対応する心電図はなく，かわりにカルシウムならある．こうして「K or Ca」×「高 or 低」の計4通りの暗記事項が発生して皆さんを困らせています．

『救急現場でも電解質は大事だから』

　ある偉い先生は言いました．でも，聞きたい．本当に心電図所見を見て気づく，

または除外するという行為の正確性を．

　電解質異常の診断は採血するのに勝る方法はないと思います．感度・特異度も定量性も高くない心電図で勝負するのは危険ではないでしょうか，と私は事あるごとに言っています．流行（はやり）の医療安全的な話だと完全な NG だと思います．

　何を言いたいかって？　少なくとも**「この心電図所見ならこの疾患」という考えをやめて欲しい**のです．いわんやその逆の「この疾患にはこの心電図所見」というのはさらに有用性が低い情報なので，覚える必要はありません！

　心電図の異常には**カタチの異常**と**リズムの異常**の2つがあります（☜第7章参照）．前者の波形異常に関しては，せいぜい病態を示唆するくらいのもので，特定の疾患と結びつけてはダメなのです．

　ですから，例として挙げた S₁Q₃T₃ なら『右心系負荷があるかも』，左室肥大の基準を満たしても，『確定診断や肥大か拡大かは心エコーで確認しなきゃ』と考えるくらいのものです．それがスマートな対応でしょう．

　電解質に関しては，『心電図所見から類推するのはやめておこう』というスタンスがいいですね．カタチの異常は"決定打"にはなりません．他の検査結果をあわせて判断するクセをつけると良いと思います．その方が覚えることも少なくてすみますし．

　ちなみに，リズムの異常（不整脈）は別です．
　というのも，**不整脈は心電図以外に診断する検査がないため，心電図診断がそのまま臨床診断名になっている**からです．臨床診断名とは，つまり病名のこと．

　たとえば胸痛患者さんで急性冠症候群を疑ったときを考えてみてください．心電図所見は中核の一つになりますが，他に血液検査や心エコー，そしてときには心臓 CT などの所見も参考にして診断しますよね？

もちろん，ゼロでは困りますが，心電図の読みが多少甘くても，他の検査が補完してくれることだって十分あり得ます．

　でも不整脈は違うんです．**心電図が正しく読めないとまったく前に進めないんです**．ある意味厳しいのですが，理屈がわかってくると，診断に手間どることはなくなるでしょう．できるようになったら非常に面白い分野です．

　なので結論は「不整脈以外は心電図所見と病気を1：1対応させちゃダメ！」となります．

＊　＊　＊　＊　＊　＊

　さて，心電図学習に関する5つの常識・非常識を扱いましたが，どうだったでしょうか？

　簡単にまとめると次のようになります．

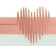

> **心電図に関する5つの常識・非常識!?**
> ① 活動電位は当面忘れろ！
> ② 心電図ヒストリーや"昔話"的原理のハナシに深入りするな！
> 　座標やベクトルの話題もNG！
> ③ 診断基準の暗記に躍起になるな！
> ④ 波形変化のメカニズムは不要！　心電図は解釈とその先の行動が最も大事．
> ⑤ 心電図所見と疾患の1：1対応をやめろ！

　ここで扱った"NG事項"に深入りしちゃダメだと知らずに真正面から心電図を攻略しようと思っても，必ずや撃沈してしまうでしょう．「これを覚えろ」とは真逆の「こんなん覚えちゃアカン」的な内容でしたが，心電図を学びたての方々に少しでも勇気を届けられたら，これ幸いです．

Take Home Message

- ★ 活動電位については当面忘れる！
- ★ 心電図ヒストリーや原理に深入りするな！座標軸やベクトルもNGワード．
- ★ 診断基準を暗記するだけに必死になるな！
- ★ 波形変化のメカニズムよりも，心電図は解釈とその先に動けるかが全然大事なコト．
- ★ 心電図所見と疾患の1：1対応をやめよう（不整脈だけは別）．

第4章
心電図いろいろ
~各々の特性を知るべし~

　シンデンズと一言で言っても，実はいくつかあります．心電図にはどんな種類があるのか，それが今回のテーマです．

　「心電図」と聞いてぜひとも思い浮かべて欲しい4種類を表にしてまとめてみました 表4-1．このうち，一番右端の携帯型(けいたいがた)心電図というのは，あまり聞き慣れないかもしれません．これに関しては次回取り上げるので，まずははじめの3つを扱いましょう．

表4-1 心電図いろいろ

	12誘導心電図	ホルター心電図	モニター心電図	携帯型心電図
誘導数	12	2-3	1	1
記録時間	5～10秒	24時間	24時間以上	15～30秒
記録場所	病院内 (外来・入院)	病院外 (日常生活)	病院内 (入院生活)	病院外 (日常生活)
費用(保険点数*)	130点	1,500点 (8時間超)	1日150点 (1時間50点)	150点

*平成28年診療報酬点数表より．10倍した金額(円)が実際の"値段"と考えて良い．

12誘導心電図

　シンデンズというフレーズでまず最初に思いつくのは…？
　これは 12誘導心電図 だと思います．患者さんにベッドに寝てもらい，手足と胸に電極を貼ってボタン・ポンッてやつですね 図4-1．皆さんがニガテ意識を持つのも，この12誘導ですよね？

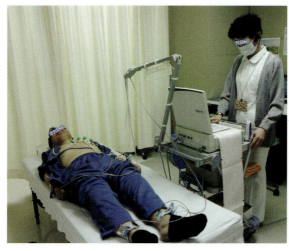

図 4-1 12 誘導心電図

　手足に 4 つ，胸に 6 つの電極から全部で 12 個の誘導波形が表示されるのでした（☞第 1 章参照）．これで心房や心室の形態異常（肥大・拡大など），心筋虚血や刺激伝導異常まで診断可能という，まさに心電図界のゴールド・スタンダードといえる検査です．

　当然ですが，外来でも入院でも大活躍で，保険点数的には 130 点（1,300 円），3 割負担だとホカホカ弁当 1 個くらいの値段です．

　そんな 12 誘導心電図ですが，他の心電図に比べて弱点があるとすれば，それはズバリ "時間" です．ボタン一つの自動記録で記録される波形は普通 5〜10 秒間ですし，手動で連続記録してもせいぜい数分くらいでしょうか．

　ですから，不整脈の診断ツールとしては，いつも（恒常的に）認められるものに関しては診断可能ですが，**非発作時の心電図情報では，ときどきしか起きない不整脈がその患者さんにあるとかないとかいう議論は苦手**というか，できません．

　あと，あたり前ですが，普通は安静臥床で記録するので，患者さんは自由に動いたりできません．運動時や日常生活動作での心臓に関する情報もありません．

ホルター心電図

2つ目はホルター心電図．"ホルター"というのは人名で，開発者の先生の名前です（Norman J. Holter［1914-83］）．日常臨床では**ホルター心電図**と呼ばれることが多いですが，**24時間心電図**という別名もあります．

別名が示す通り，1日24時間の心電図を記録しましょうというのがホルター心電図のコンセプトで，主に外来の患者さんが対象になります．当然，患者さんに1日中病院内でうろうろしてもらうわけではなく，病院の外で普段通りの生活してもらいながら心電図を記録します．最近では，シャワーや入浴にも対応した機種が登場していて，重さもおおむね100g未満となっています．

ホルター心電図の基本

- 2～3誘導を**24時間**にわたって記録（NASA ≒ V_1誘導，CM_5 ≒ V_5誘導が大半）
- 最近では**シャワー**や**入浴**に対応した機種もある
- 特性をふまえた利用（検査オーダー）が大事！

表4-2 ホルター心電図の得意・不得意

得意	不得意
○心拍数評価（1日総心拍数，最大・最小・平均値） ○期外収縮（心房・心室）カウント・評価 ○持続性不整脈の評価（徐脈・頻脈） ○頻度の高い発作性不整脈の検出（動悸精査） ○自覚症状の際の状況把握 ○心停止（ポーズ）の把握	△心筋虚血評価（運動負荷心電図検査の代替には不適） ×頻度の低い発作性不整脈の検出（動悸，失神精査）

○：非常に得意，△：やや苦手，×：不得意（不適）

ホルター心電図は，**不整脈**の診療には欠かせない検査です．ただ，実際の判読やその解釈は専門性が高いようで，循環器医であっても"読みこなせる"までの人はそういません．ですから，皆さんが心電図"はじめの一歩"であれば，名前

と前頁のまとめの簡単な用途を知っておけば十分でしょう（最近では非常にわかりやすい書籍も出ていて勉強しやすいです！）．

ちなみに"お値段"は，8時間以上記録した場合には1,500点（15,000円）と普通の12誘導心電図の約10倍と高額になります（次回お話する携帯型心電図と比べると，えげつないほどの値段差に感じますがどうでしょう…？）．

モニター心電図

では，最後．**モニター心電図**です．これが今回もっとも話したかったことで，入院中の患者さんに対して行うものですね．コスト的には1日で150点が基本．細かい話では「1時間あたりで50点，最大150点まで」というルールのようです（ですから，普通の入院患者さんでは1日150点となる）．さらに，最近流行のDPC方式では忘れがちですが，1週間，2週間と長く入院しているにつけ，1日の点数が徐々に減っていくシステムなんだそうです（覚える必要ない知識ですが）．

循環器病棟などでは昼夜を問わずカンカンカンという音が鳴り響いていますが，あれは患者さんの心拍数があらかじめ設定した下限値または上限値を出たり，一定以上心臓が止まったり（ポーズ），あるいは命に関わる危険な不整脈（心室頻拍など）を感知した場合にアラーム音で教えてくれる機能がついているからです．その点，モニター心電図は患者さんたちの安全を健気に守る"病棟の番人"とでも言えるでしょうか．実際の病棟の様子を示しますが **図4-2**，皆さんの施設も基本的に同じ感じですよね？

モニター心電図では，患者さんごとに1つの誘導の心電図が表示され，普通は12誘導心電図での**II誘導**と考えて良いです．

モニター電極はどう貼る？

ところで，モニター心電図の電極の貼り方ってご存知？

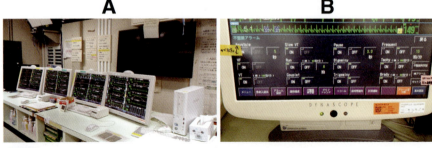

図 4-2 モニター心電図
A：病棟の一風景．各患者のモニター心電図波形は無線で飛ばされ，ナースステーションに設置された監視モニターで一括管理される．**B**：アラーム設定画面．

　これは大事．教科書には，5つも電極を貼る方法なども紹介されていると思いますが，基本的にはムシしましょう．そんな知識は死んでいますし，心電図に対する苦手意識を助長するだけです．なので，ここでは II 誘導 の出し方を述べます．

　何も難しいことはありません．モニター電極は 肢誘導の変法 と考えれば．
　肢誘導での電極の貼り方って，ちゃんと覚えていますか？
　右手に赤，左手に黄，右足に黒，左足に緑と電極を貼りましたね（☞第1章参照）．ただ，これでは患者さんが動けませんので，手→肩，足→腰のように貼る箇所を体の中心に寄せるように工夫します．モニター心電図の電極には，肢誘導での黒電極はありません．赤・黄・緑の3色で，赤：右肩（←右手），黄：左肩（←左手），赤：右肩（←右手）のように電極を貼りましょう 図4-3A ．

　後々扱う内容ですが，II 誘導は"左下"を表しているんです（☞第6章参照）．
　これを覚えたら，なんとなく赤⇔緑の2点間で心電図波形を表示していることがイメージできるかもしれませんね．ちなみに，残った黄電極はアース（接地）の役割をしていて，12誘導の場合に黒電極がアースであったのと少し違いますかね（あまり気にしなくてOKですが）．

　これで電極がちゃんと貼れますね？　そうすればキレイなモニター心電図波形が得られるはずです．実際の波形を示してみましょう 図4-4 ．

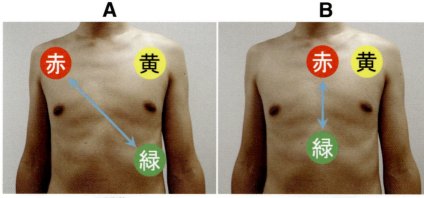

心電図波形は 赤 と 緑 で作られる（黄 はアース）

図 4-3 モニター電極の貼り方
代表的な電極の貼り方をおさえることは大事．**A**：Ⅱ誘導．肢誘導の変法と考えるが，右足に相当する黒電極（12誘導心電図ではアース［接地］）はなく，かわりに黄電極（左肩）がアースの役割をする．**B**：NASA誘導．Ⅱ誘導でP波が見えにくいときにぜひトライしたいモニター法．V_1誘導に近似することが多く（約50％），不整脈診断に優れている．

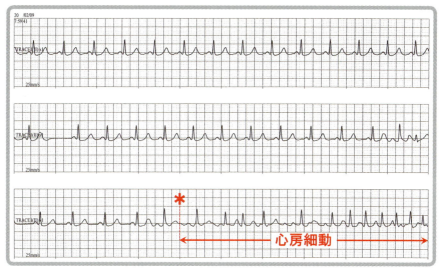

図 4-4 モニター心電図の例
78歳，男性．既往に狭心症あり（冠動脈ステント留置後）．大腸癌手術のため入院中．頻回の動悸・胸部圧迫感を訴えたため，モニター装着となった．図中＊以降，不整脈（心房細動）が認められる．

最初の1〜2行の波形はほぼ全部正常で，3行目のはじめの3分の1くらいの時点から不整脈がはじまっています．今ご自分で診断できなくて結構ですが，診断としては**心房細動**(しかも発作性)という不整脈になります．

モニターする意味を考えよ

このように心電図をモニターを行う目的は，主に**不整脈を観察・評価すること**，これにつきます．「心電図が読める前に大事なことがある」という話をすでにしましたが（☞第1，2章参照），モニター心電図に関しても大事なことが2つくらいあります．

心電図モニターをする上での心構え

① 「つけるなら見る・見ないならつけない！」
② 必要な患者（**適応**）に必要なとき（**期間**）だけモニタリングすべし！

まず1つ目は標語みたいですね．"つける"はここではモニター電極のこと．"見る"は文字通り心電図のチェックすることです．つまり，せっかく患者さんに不便な思いを強いるのであれば，**得られる心電図をきちっと評価しましょう**ということなんで．コレ，重要ですよね．あたり前と言えばあたり前ですね．

モニターが装着された多くの患者さんは"つながれている"と感じているんですから！

ときどき，心電図モニターの指示だけして，あとはナースに任せっきりというドクターがいますが，それは"マナー違反"と言わざるを得ません．自分の患者さんでモニターをつけている方がいるなら，最低1日に1回はナースステーションで波形をチェックしにいきましょう．

さて，2つ目．患者さんに心電図モニターをつけるよう指示するとき，必ず1回は次のように自問して下さい．

『その患者さんに心電図モニターは本当に必要だろうか…？』

それと当然ですが，**モニター監視の必要がなくなったら，速やかに中止の指示を出す**べきです．この本の良いところは実例に基づいた話をすることですので，次のような例で考えてみましょう．

Q. モニター心電図は必要でしょうか？

① 急性心筋梗塞で緊急カテ後にCCU*入室となった患者
② うっ血性心不全で緊急入院した患者
③ 急性大動脈解離で入院3週間後の患者．安静度は病棟内フリー
④ 原因不明の失神に対する精査目的で入院中の患者
⑤ 糖尿病の教育入院中の患者．発作性心房細動で内服治療中
⑥ 肺炎で入院となった高齢患者．ペースメーカー植込み後（2年前）

*冠動脈疾患ケアユニット（coronary care unit）

さあ，1つ1つ片付けていきましょうか．
まずは①と②．**心筋梗塞**や**うっ血性心不全**の急性期には様々な不整脈が生じます．ときには見逃すと致命的となる心室頻拍や心室細動といったピンチがやってくることだってあります．また，入院時には不整脈がなくても，その後心電図モニターを続けることで不整脈イベントが見つかり，それが心不全の"黒幕"であったと判明するということもしばしばです．

心筋にダメージが及ぶ急性心疾患で，不整脈が高率に起きるような状況ではモニター心電図はマストです．モニター心電図の最大の使用目的は，そう，**不整脈を観察・評価すること**でしたから．

もう一つ，③はどうでしょう．大動脈解離自体は一般的に不整脈と直接はリンクしない疾患です．ただ，**呼吸循環動態が不安定な疾患の心拍監視**という観点で，急性期には酸素飽和度（SpO_2）などと一緒に心電図モニタリングの適応があるで

第4章 心電図いろいろ

しょう(主にICUやCCU内での管理を想定)．突然の心停止・呼吸促迫など，急変リスクが高い患者の心電図モニターは，不整脈うんぬんとは無関係でいいのかもしれません．

　ただ，一つ．「いつまでも漫然とモニタリングを続けない！」というのは，「つけるなら見る・見ないならつけない！」と並ぶ重要なメッセージだと思います．この③のケースだって，急性期の大動脈解離を発症して3週間，病棟内フリーという安静度を考えたら，そうモニター心電図のやめどきですよね？

　さて，次．④はどうでしょう？　原因不明の失神精査で入院している方．これは不整脈の存在を念頭に置くべき人で，心電図をモニターしておくことは有用です．動悸発作の精査などで入院している方も同様ですが，これもキーワードは不整脈ですね．

　さて，残る⑤と⑥へどうぞ．ともに内科入院で良くあるケースです．総合病院なら⑤は糖尿病科，⑥は呼吸器科でしょうか．

『なんとなく不安なので一応…モニターつけとこか』

　実は多いこの"なんとなくモニタリング"は，"生存確認"以上にほとんど意味がないと思いますし，モニター・チェックがナース任せになる典型例です．一般病棟で心疾患や不整脈がアクティブ問題ではなければ心電図モニターは不要とキッパリ言える人になって下さい．"なんとなく"は今日からやめましょう！

　もちろん，モニター心電図の一例として取り上げた症例 図4-4 でみられたように，大腸癌で入院中でも頻回の動悸など，原因が不整脈かもしれない思わせぶりな訴えをキャッチしたら，それは一気に心電図モニタリングの適応になることでしょう．

　私が言いたいのは，不整脈がアクティブ問題でなく，特に無症状な方へのモニタリングはやめようということです．モニター心電図の適応と期間を考えること

は，臨床能力を高めるトレーニングの一つではないでしょうか．

＊　＊　＊　＊　＊　＊　＊

　やや長くなりましたが，モニター心電図に関する話もこれで終わります．

　なお，最後に残った携帯心電図というのは少し毛色の変わったや若干マイナーなシンデンズですので，知らない人もいるのでは？

　これは，手のひらサイズの小型心電計を一定の期間患者さんに貸し出して，普段の生活の中で心電図を自分で記録してもらおうという，イベント心電計と呼ばれるもの一つです．

　携帯心電図のほぼ唯一といって良い利用価値は，ときおり発作的にしか起きない不整脈イベントの"現場"をおさえることです．低い知名度とは裏腹に，これが意外に便利なんです．

　今回は少し長くなったので，実例を交えながら，次回1章ぶんを割いて丁寧にご説明したいと思います（☞第5章参照）．

Take Home Message

★ 安静時12誘導，24時間ホルター，モニターそれぞれの特性を理解する．
★ モニター心電図は，必要な患者に必要な期間だけ装着せよ．
★ 人まかせの心電図モニタリングはやめよう！
　〜つけるなら見よ・見ないならつけるな〜

第5章
携帯心電図を生かせ
～動悸診療の基本は"現行犯逮捕"～

　前回は，知っておいて欲しい4種の心電図のうち，12誘導，ホルター，そしてモニターの3つの心電図についてお話しました．

　もう一つだけ，ぜひとも知ってもらいたい第4の心電図として**携帯心電図**を今回取り上げたいと思います．"型"をつけて**携帯型心電図**と呼ばれることもあります．

　"携帯"という名が示すように，これの最大の特徴は患者さんに心電計を自宅に持って帰ってもらい，日常生活の中で心電図記録をしちゃおうという代物なんです．ユニークな発想でしょ？

　『えっ？　ケイタイシンデンズ？　はじめて聞いたー．
　　ホルターとどう違うの？』

　などという声が聞こえてきそうです．たしかに，ホルター心電図と似て非なるものながら，圧倒的に耳慣れない心電図かもしれません．でも，うまく使うと非常に便利なツールなんです，コレ．

　次のような実際の症例を通して，それを伝えようと思います．では，どうぞ．

| 症例 | 42歳，男性．高度の肥満（170cm, 130kg, BMI 45）とともに糖尿病，高脂血症を指摘されている．睡眠時無呼吸症候群でも治療中．1～2週間前より突然はじまって突然おわる不定期の動悸発作を認め，脈は |

乱れ頻脈として自覚するようになった．1回の発作は最低でも1時間以上で，ときに3〜4時間続くこともある．発作が起こると気分不快で，めまいを感じることもある．発作は当初，数日に1回くらいだったが，最近1日に数回頻度が増えてきたため受診．

動悸診療は難しい？

　ここまで典型的ではないにせよ，ふだん外来をしている先生方なら，こうした**動悸**を訴える患者さんがやって来ることは稀ではないでしょう．循環器科の外来では日常茶飯事だと思います．

　比較的若いのに生活習慣病のカタマリのような人なので，もちろん冠動脈疾患の可能性も頭の片隅には置いておかねばなりません．しかし，受診当日に行った採血や安静時の12誘導心電図，心エコーでは，少なくとも急性冠症候群は否定的と思われました．

　となると，発作的に不整脈が生じているのではと考えるのが素直な発想だと思います．果たして，この男性の動悸の原因は本当に何らかの不整脈によるものなのでしょうか？

　…実はこれは意外に難しい質問です．不整脈の存在をにおわせる動悸や胸部不快，息切れ，めまいなどを訴える患者さんに心電図をした場合，約3分の1のケースでは症状出現時の心電図は正常だったという報告もあります．

　真の不整脈を"アタリ"とすると，思わせぶりな症状を訴える人たちには"ハズレ"もかなり混じっているのです．でも，逆に人間らしいと思いません？．

　ですから，ここで提示した動悸発作の正体を知るにはズバリ，**症状が出現した際の心電図をおさえる**こと．そうすれば白黒ハッキリつきますよね．つまり，何としてでも"現行犯逮捕"しなくてはならないのです！　これは動悸に限らず，

患者さんの主訴が一過性イベントであるすべてのケースで共通です．

では，われわれはどういう作戦をとれば良いでしょうか？

すぐに思いつく方法としては，『発作が起きたら止まる前に病院に着て心電図をとらせて下さいね』と患者さんにお願いすることです．**発作出現時に来院してもらって12誘導心電図を記録する**というのが1つ目の作戦です．

ただし，この方法には限界があります．発作が夜中だったり，土日祝日に起きたらどうしますか？　また，発作が起きたから患者さんが病院に行こうと決意した道すがらで停止してしまい，来院時には症状もおさまっていたという，悔しい思いをした方もおられるのでは？　もちろん，私は一度ならずそんな苦い経験していますよ！

では次の作戦です．**ホルター心電図**をつけてみるというのはどうでしょう？ 24時間，丸一日の心電図を記録することは10秒か，せいぜい数分までの普通の心電図に比べれば圧倒的に情報量は多いでしょう．

でも，検査した1日に動悸発作が起きなければ意味がありませんよね．ときどき，「ホルター心電図で何も出ないので不整脈の存在は否定的」のような臨床判断がなされているのを目にしますが，ちょっと考えたらマチガイとわかるはずです．

動悸診療におけるホルター心電図
単回のホルター心電図で動悸発作がつかまることは稀

ただ単に検査した日に発作がなかったというだけで，次の日に発作が起きて，仮にその日にホルター心電計を装着したら，前日とは違った結果になるわけですし．これもわかってもらえまよすね．

でも，ここで取り上げた男性の場合，来院時には数日〜1日に1回くらいは発作がありそうですので，確実性はないものの，ホルター心電図をオーダーしてみるのも良い手だと思います．

作戦としてどちらも決め手を欠くなか，ここでようやく本題．3つ目は，**携帯心電計**を貸し出して発作時に自分で心電図を残してもらうというものです．いわば"飛び道具"を用いて何としてでも**発作時の心電図をとらえるんだ**という姿勢を感じ取って下さい．ホルター心電図では到底つかまりそうにない，**発生頻度の低い不整脈イベント**をキャッチするのに携帯心電計は向いてるんです！

携帯心電計を知っておこう

実際に市販されている携帯心電計を見てみましょう．　図 5-1A　はほぼスマート

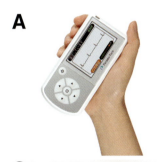
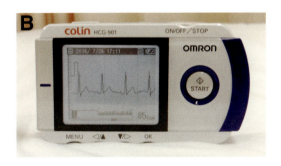
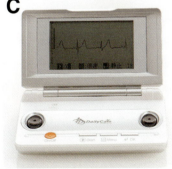

図 5-1　代表的な携帯心電計
A：EP-301（パラマテック社），B：HCG-901（オムロン-コーリン社），C：リード・マイハート Plus（トライテック社／デイリーケアバイオメディカル）．

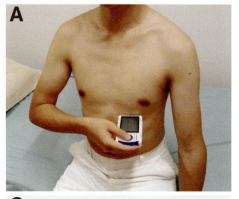
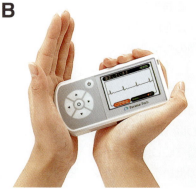
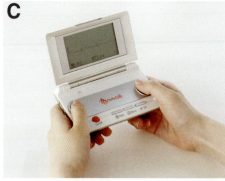

図 5-2 携帯心電図の記録法
A：右第 2 指と左胸部を電極にあてる方法（HCG-901，オムロン-コーリン社）．**B**：左手掌と右第 2～4 指で記録する方法（EP-301，パラマテック社）．**C**：ボタン状電極に両側の第 1 指（親指）を置く方法（リード・マイハート Plus，トライテック社）．

フォン（携帯電話）くらいのサイズで，図 5-1B はそれよりもやや大きいですが，かろうじて"手乗り"サイズです．図 5-1C なんて，形もサイズも電子辞書みたいです．

次は心電図の記録法です．図 5-1A や図 5-1B のタイプでは本体の左右両端に金属電極があり，図 5-2A のように右手の人差し指と胸部（心窩部やや左方・乳頭下方）に当てて測るのが標準的です．

ただ，発作は自宅で起きるとは限りませんよね？

出先の町中で動悸発作がやって来たとき，女性のみならず，男性でも 図 5-2A

のポーズをとるのは躊躇すると思います．もちろん，服の上からではダメなので肌を露出させることになりますから．そんなとき，図 5-2B のように両手を使って心電図記録が残せる機種もあります（肢誘導に近い波形になります）．

　また，図 5-1C の心電計では，ボタンのような金属電極部分に両手の親指を置くだけで心電図が記録されます 図 5-2C．これなら周りの人には，『あの人ゲームでもやってんのかなぁ』くらいにしか映りませんよね．

　このように，機種によって多少の違いはありますが，結果としておおむね**約30 秒間**の心電図をメモリに残すことができます．これだけ知っておけば，もう皆さんは患者さんに心電図のとり方を指導できそうでしょ？　何も難しくはありませんよね．

　さてさて，実際にどんな心電図が記録できるのか，胸が高まりませんか？　そうです．心電図の勉強には，こうしたワクワク感が必要なんです！

提示症例の携帯心電図は？

　さぁ，ここで最初に提示した症例に戻りましょう．
　突然はじまり停止する頻脈発作時の心電図を記録すべく，患者さんに**携帯心電計**を渡してみたんです．

　『今日からこの機械をお貸しするので，お困りのドキドキ発作が起きたら，その場で心電図を記録してみて下さい．1 回 30 秒です．念のため 2～3 回同じことをくり返してくれますか．一応 2 週間先に外来予約を入れておきますが，発作が記録できたら，少し早めに来てもいいですですよ』

　患者さんには，こんな風に説明しました．

　そして，10 日ほどたったある日のお昼過ぎ，患者さんから連絡がありました．『今朝起きたときから発作が起きていると思うんです．ものすごい気分が悪くて

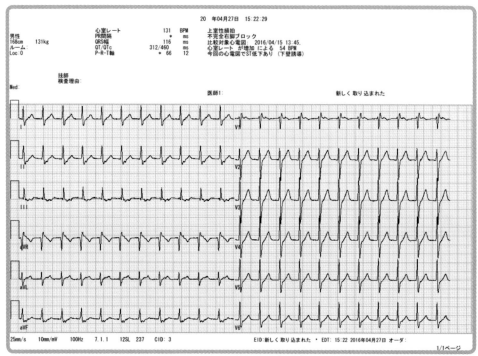

図 5-3　心電図（症例）
42 歳, 男性. 動悸発作自覚時の 12 誘導心電図. Narrow QRS tachycardia.

仕事中もクラッと来たんです．今からそちらに行っていいですか？　貸してもらった心電計も何度かやりました…』

　こうしてほどなく来院されたときにも実は発作が続いていました．バイタルサインを測ると，血圧 124/95mmHg，脈拍 132/分．「頻脈だ．これはしめたぞ！」とばかりに私はそそくさと 12 誘導心電図をとりました．その結果をまず示します 図 5-3．

　えーっ，そうなんだ！
　脈のバラバラ感の訴えから，当初は心房細動かと思っていた私は多少驚きまし

た．この心電図の読み方を伝えるのが本稿の目的ではないので，皆さんは今は別に読めなくて OK ですよ．これは**発作性上室性頻拍**，世に言うピーエスブイティー（PSVT）の心電図です．これが患者さんを困らせていた正体だったのです！　ついに見つけたぞ．

そんな喜びにひたっている暇もなく，注射薬（アデホス-L コーワ注）で頻拍を止めると，患者さんは何事もなかったかのように平静を取り戻しました．めでたしめでたし．

『あのー．ここ数日，動悸発作が多かったんで，先生に言われた通り自分で心電図をとってみたんです．正しくとれたかわからんけど…．おとついもキツイのがあったし，それ以外にもちょこちょこ小さい発作はあったんです』

このケースのように発作時の 12 誘導心電図が記録できた場合，わざわざ携帯心電図を見る必要性は低いことが多いです．それでも，せっかくなので解析してみましょうねと言った私は実際の波形を見て，さらに驚きました．それをお示しします 図 5-4 ．

携帯心電計の記録を読み出すと，どれもキレイにとれていました．
図 5-4 はサマリー画面だと思って下さい．短冊状の心電図がズラーッと並んでいますよね．この短冊が，患者さんが自分で記録したイベント発生時の心電図記録（約30秒間）になります．この画面では①〜⑤計 5 枚の短冊が確認できます．

このうち，一番下の**短冊**⑤が来院直前の記録で，ダブルクリックで拡大表示してみると，次の 図 5-5A のような心電図波形が出現します．

携帯心電計では， 図 5-2A みたく胸に本体を押し当てて記録すると，12 誘導心電図の V_4 **誘導**に近い波形が得られます．これは，電極をあてがう位置が乳頭直下のちょうど V_4 電極を貼る場所に近いので，まぁそうかなと理解できるかもしれません（☞第 1 章参照）．

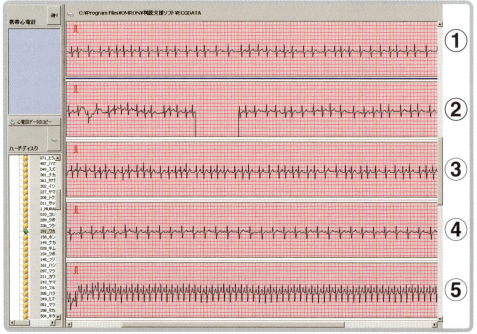

図 5-4 携帯心電図（一覧表示）

　これはいいとして，私が驚いたのは，図 5-4 上から 3 行ぶんの**短冊**①②③です．ここを拡大してみると，図 5-5B のような心拍数 130/分程度の頻脈性の**心房細動**でした．やったな，と．

　何が言いたいのですかって？

　この患者さんの"キツイ発作"というのは，主に**発作性上室性頻拍**であることが，12 誘導心電図や**短冊**⑤でも確認されました．しかし，実はその陰に隠れてちょこちょこ心房細動の発作もあって，それなりに動悸症状を感じているということが携帯心電図を解析して判明したのです！

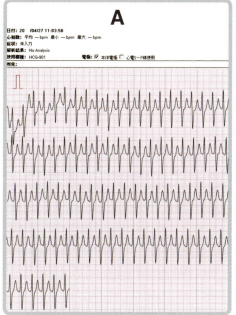 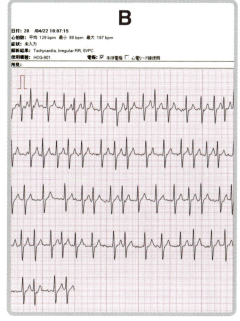

図 5-5 携帯心電図（拡大波形）
A：Narrow QRS tachycardia（発作性上室性頻拍：PSVT），B：心房細動（AF）．

　…これはすごいと思いませんか？

　もしも私が携帯心電計の記録を見ずに済ませていたら，この人は発作性上室性頻拍のみで，"隠れ心房細動"の存在に一生気づくことなく診療していたかもしれません…そう思うと何となく怖いですし，あらためて携帯心電計の優秀さに驚かされます．

　ちなみに気になった人のために，残った**短冊④**は洞性頻脈の波形であり，これは特に病的意義のない心電図です．最初に言ったように，もし仮にこのときに何かの症状があっても，すべてで心電図が異常になるわけではないですから．

　さて，今までの話で皆さんに携帯心電計の便利さが伝わったでしょうか．発作

性に生じる不整脈イベントを捕まえにいく姿勢はまさに"ハンター（hunter）"に近く，特に動悸を訴える患者さんの症状ハンティングには携帯心電計が有用な"飛び道具"なのです．

ね，皆さんも早速使ってみたくなったのでは？

　　　　　　　＊　＊　＊　＊　＊　＊

最後に少しだけお金の話をして終わります．携帯型心電計は「D208-3 携帯型発作時心電図記憶伝達装置使用心電図検査」という項目で，保険点数 150 点（1,500 円）が認められています（☞第 4 章参照）．

ちなみに 12 誘導心電図を 1 回記録したら 130 点（1,300 円）です．2 週間とか 1 カ月貸し出して何枚もの心電図を解析しても 150 点かょというのは正直な感想だと思います．病院・クリニックの"経営"という視点で見ると，コストパフォーマンスがイマイチな検査になってしまっているのが少し残念です．ここらへんは個人的には改善を希望しています．

Take Home Message

★ 動悸を訴える患者さんを診るとき，イベント頻度を意識することが大事．
★ 頻度の少ない発作性不整脈を捕まえるのには携帯心電計をぜひ活用しよう！

第6章
気軽にとらえる心電図
~方向性を理解せよ~

さて，皆さん，思い出してみて下さい．
心電図の勉強をはじめた際，まず何からはじめましたか？

　本屋さんに並んでいる教科書を見ると，心臓の解剖，刺激伝導系の云々，さらには活動電位の第何相がどうこうといった周辺知識の説明からはじまっていませんか？　そして，ようやく実際の心電図の話に入ったかと思ったら難しい原理の話や，心電図を作ってきた偉人たちの歴史…（☞第3章参照）．

　普通の人なら，この時点ですでに"おなか一杯"になってしまい，「もう無理だぁー」とあきらめて本を閉じてしまうかもしれませんね．ザ・凡人代表の私も同様の経験を何度かした記憶があります（笑）．

　心電図を勉強するぞと，ご自分で買った教科書はどうでしょう？
…おそらく似たようなものでないかと推察します．

ですから，この本ではそんな退屈な話はしません．

　心電図の勉強を楽しく続けていくコツは，とにかく"わかる・できる体験"をしてもらうこと．そして，心電図がいかに使えるツールなのか知ってもらいたいんです．小難しい理論をひねくり回して読者を混乱させるテキストなんていりません．皆さんは"心電図学ですがエッヘン"的な高説めいた原理・しくみを細々理解することに必死になる必要はないのです！

心電図とは何ぞや

そもそも**心電図**というのは何でしょう？
私自身が説明に用いる図は，次のシンプルなものです 図6-1 ．

心臓のドキン（第7章的な表現では"ピクン"です）っていう活動が，筋肉の壁に埋め込まれた電線（**刺激伝導系**といいますが）に電気が流れることで起きていることは，皆さんうすうすご存じですよね？

心電図というのは，この電気の流れ，もっと言ってしまえば，その結果として心房や心室が興奮・収縮していく過程を，いくつかの**"決まった方向"**から眺めて，紙面に波の形で表現したものです．

本当にたったそれだけなんです．ねっ，難しくないでしょ？
健常人の心臓では，電気の流れる様子は基本的にみんな共通で，それを描けば正常な心電図となるわけです．

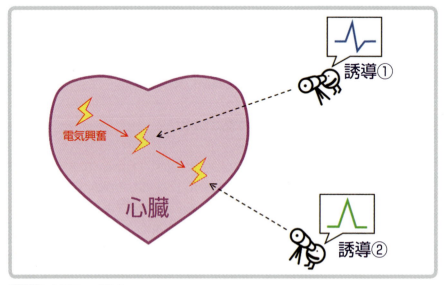

図6-1 心電図って何？

当然，病気などで電線自体や周りの心筋が傷むと，電気の流れが正常とは違ってきます．そのときの波形の変化と心臓の病態とを結びつけて診療に生かしましょうというのが，われわれが知りたい臨床心電図のコンセプトです．

『心電図というのは結局何を見てるんですか？』

という質問に，実は十分に答えていると思います，上の考え方は．**心電図をキライにならないコツは物事をシンプルにとらえること**ですよ！

12個の誘導に親しむ

ここまでは理解できましたか？　決して難しいことは何も言っていないはずです．シンプル，シンプル．

皆さんたちの中には，「心電図って何？」の説明で用いた"**決まった方向**"という表現が気になった方いませんか？

そう，それが2つ目の話題にしたい点です．
心電図は1900年代の初頭に産声（うぶごえ）を上げており，実に100年以上の歴史があります．その中で，心臓内の電気の流れを観察する"方向"は12個にしましょう，それが便利ですと定まっています．
気づいた方もいるでしょうか…そう，これが**12誘導心電図**ということです．

心電図を勉強する上で，この12個の観察方向，つまり**誘導**（ゆうどう）に親しむことは重要です．次の図を見て下さい 図6-2 ．「〜誘導」というような細かな名前は覚えなくも全然大丈夫ですよ．

記録用紙の云々は後々述べますけれど，心電図では，各誘導の波形が帯状に， 図6-2 のようなレイアウトで並んでいることが多いんです（☞第8章参照）．

まずは心電図を構成する"12人"のメンバーというか，12個の誘導のネーミ

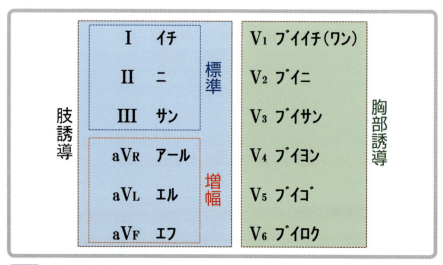

図 6-2　12 誘導それぞれのネーミング
Ⅰ，Ⅱ，Ⅲ，aV_R，aV_L，aV_F を肢誘導（細かく言うとⅠ，Ⅱ，Ⅲが標準肢誘導，aV_R，aV_L，aV_F が増幅肢誘導），V₁〜V₆ を胸部誘導と呼ぶ．

ングからおさえましょう．最初は左側の<u>肢誘導</u>から．

　まずローマ数字のⅠ，Ⅱ，Ⅲ誘導．心電図の黎明期には，実はこれしかありませんでした．最も伝統的ともいえるこの３つには標準肢誘導というネーミングがありますが，忘れて結構．呼ぶときには普通に"イチ・ニ・サン"で十分です．

　次はちょっと難しいですかね．"エーブイ(aV)〜"で最後の一文字がR(右)，L(左)，F(foot：足)になっている３つの誘導です．これは増幅肢誘導といいます．"a"は augmented(増幅された)の頭文字ですが，今の時代，こんなネーミングは覚える必要ありませんし．

　さっき言ったように，各誘導は心臓内の電流を眺める"<u>方向</u>"以上の意味はないので，右，左，そして下(靴をはく部分は人間の一番下ですね)以上には深く考えることはありません．aV_R はアール，aV_L はエル，aV_F はエフと最後の一文字だけで十分に識別できますし，私自身もそう呼んでます．

さて次．右の"ブイいくつ"という誘導は，**胸部誘導**と呼ばれる誘導で，1〜6 までの数字は"背番号"のようなもの．これは心臓を 6 方向から囲うような誘導になります．

胸部誘導は見た目そのまま

さぁ，"12 選手"がそろい踏みしたところで，いよいよそれぞれ誘導がどっちの方向から心臓を観察しているのかという点です．これを理解して欲しい，皆さんにはぜひ．

まず理解しやすいのは，**胸部誘導**の方です．さあさあ，ここで復習．胸部誘導の電極って，どこに貼ったか覚えてますか？

心電図は読むよりも，まずとれてナンボでしたね．第 4 肋間で胸骨の右端から V_1 誘導を貼って…というやつです．思い出しましたか？ 忘れてた人は，第 1 章をいますぐ見直して下さいね．

胸部誘導というのは，なんと，**電極を貼ったまさにその場所から心臓を眺めている**と考えてオッケーなんです．これホントです．わかりやすく図示してみましょう．その様子が次の図に示されています 図 6-3．

これは心臓を上下真ん中やや下方の心室がよく見えるレベルの胸部造影 CT 画像です．心房と心室，特に左右の心室がよく見えると思います．ここに胸部誘導の電極の場所を重ねて図示してみたんです．

心電図の世界では，胸部誘導は心室の壁と対応させられることが多いです．どの電極も，一番間近の心臓パーツの挙動を観察すると考えるのが素直で，基本的にその考え方で大丈夫です．

例えば V_3，V_4 誘導などは左室の**前壁**ですし，V_5，V_6 誘導は**側壁**に対峙していることは明らかです．V_2 誘導に関しては若干ビミョウですが，心室中隔という

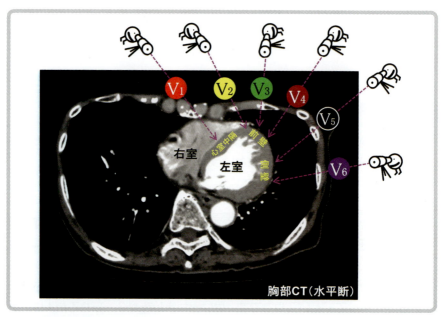

図 6-3 胸部誘導の直感的理解
胸部誘導は CT 画像を思い浮かべる．各記録電極から一番近い部位を主に眺めていると考えると直感的に理解しやすい．左室で言えば，V_1：心室中隔（および右室），$V_2 \sim V_4$：左室前壁，$V_5 \cdot V_6$：左室側壁となる．

よりは V_3，V_4 誘導とともに前壁担当として扱って良いでしょう．最後に残った V_1 誘導ですが，**心室中隔**の"見張り番"というのが一般的な見方ですが，よーく見ると**右室**，そう右側の情報も持っているのです．これをまとめますと，

胸部誘導と心室壁の対応

V_1 誘導 ⟶	心室中隔，右室
$V_2 \sim V_4$ 誘導 ⟶	左室前壁
V_5，V_6 誘導 ⟶	左室側壁

のようになります．体の中心近くに貼る V_1 誘導は心室でも真ん中の中隔を示

し，以後は左室の前面（前壁）をなめるように側方（側壁）に到達するというイメージでどうでしょう．

症例提示

さて，ここまでわかったら，さっそく実例で考えてみましょう．心電図の勉強を面白いと感じてもらうためには，とにかく**実践的**である必要があると思います．まだ「心電図とは」くらいの入口，序の口であっても症例を見てもらいます．心電図とともにね．それが私のやり方なんです．

症例　67 歳，男性．特別な既往なし．20XX 年 5 月某日，囲碁の最中に突然左前胸部痛を自覚，冷汗を伴ったが 30 分ほどで消失した．その後も自制内ながら胸部不快感は持続していた．3 日後，野球の試合を見ている際に再び強い胸痛を自覚し，我慢できずに卒倒した．周囲の観客が救急要請．救急車で搬送中に心室細動が確認され，胸骨圧迫（心臓マッサージ）の後に電気的除細動が施行された．救急外来到着時には自己心拍が再開しており，体温 37.8℃，脈拍 110/分，血圧 113/74mmHg，SpO$_2$ 88%（酸素マスク 10L/分）．入院時心電図を示す 図6-4．

さぁ，何を考えます…？

心室細動というのは，いわゆるブイエフ（VF）と呼ばれる心停止の不整脈で，速やかな電気ショック治療が救命に必要です．

この患者さんの悪の元凶は胸痛のようですが，ここまで重症化する胸痛といえば…そう，**心筋梗塞**しかありませんよね，普通．そう，それでいいんです．心電図 図6-4 はどうかといえば，**ST 上昇**が明らかのようです．

心電図をはじめたばかりの方にはポカンな話かもしれませんが，典型的な急性心筋梗塞では，胸痛プラス心電図での ST 上昇でほぼ確定診断となります．ちなみに「ST 部分」とは，鋭い QRS 波（一番ピクンとした波です）と，その後にく

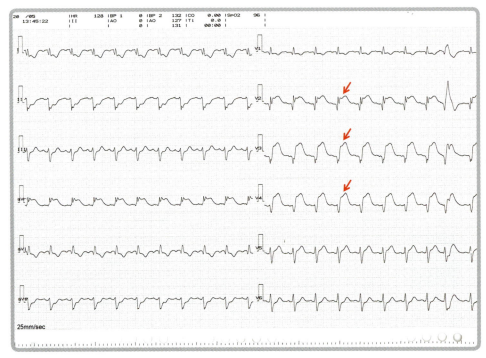

図 6-4 心電図（症例）
67歳・男性．V_2〜V_4 誘導で ST 上昇を認める（図中 ↙）．ST 上昇型の急性心筋梗塞（前壁領域）を疑うべき心電図．肢誘導電極の左右付け間違いか？

る比較的なだらかな T 波と呼ばれる波とをつなぐ部分のことですよ（今の段階では詳細はわからなくて全然ケッコウです）．

　心電図 図6-4 の中に矢印（↙）で示しましたが，この症例では V_2〜V_4 誘導の ST 上昇はほぼ確実で，V_5 誘導は微妙なところで，V_1 と V_6 誘導はほぼ基線上でセーフの読みになると思います．

　ズバリ心電図診断は**急性前壁梗塞**疑いとなるでしょう．ブイニ・ブイサン・ブイヨンは左室の前壁領域でしたし，ここから心筋梗塞のサイン（ST 上昇）が出ているので，当然ですよね．

これだけでも心電図ってすごいなぁと思いませんか？
　さらに，循環器医ならば，これは左前下行枝(左冠動脈)の近位部，特に真ん中やや手前がつまった心筋梗塞だと予想しますし，心停止まで起こしている状況ですから，深いこと考えずに一刻も早くカテ室に直行しようとするでしょう．学生や研修医の時分，循環器の先生がフットワークのいい"占い師"というか"魔術師"に見えたような記憶が私にはあります．

　ちなみにこの症例で，もしも V_1 誘導でも ST 上昇があったなら，名称は「急性前壁中隔梗塞」です．ブイワンは心室中隔の"見張り番"でしたよね．左室前壁と心室中隔の前方が心筋梗塞を起こしたときの呼び名になります．

　ほらね，別に難しくないでしょ？　胸部誘導はこのように直感的に理解しやすいんです．

肢誘導は仲良し誘導の考え方で

　では，一方**肢誘導**の方はどうでしょう…？
　こちらは胸部誘導とは違って，手足に貼った電極から眺めているわけではないことに気づくでしょうか．だって手足に貼った電極は 4 つで，実際の誘導は 6 つですから…．

　実はね，肢誘導は手足の電極から仮想的に 6 方向が作り出されているのです．

　"エーブイ何とか"の誘導(aV_R, aV_L, aV_F)に関しては，先ほどちょっと述べたように右・左・下のイメージで OK です．aV_R 誘導は**ちょい右上**から，aV_L 誘導は**ちょい左上**から心臓を眺めているという方が正確です．aV_F 誘導は**真下**を意味します．

　では，イチ・ニ・サン（Ⅰ，Ⅱ，Ⅲ）の方はどうでしょうか？

　皆さんたちが手にされる教科書の多くでは，「右手-左手」みたいなベクトル的

な考えが強調されているでしょう．きっとそうです．

『どっちからどっちを引くんだったっけかな？』
『矢印はどっちに向いてたらどういう意味なんだっけ…』

　結局，そうこうしているうちに心電図がキライになって苦手意識が…という悪いサイクルに入るわけです．だから，そんなことはやめましょう！　これって，以前お話しましたよね（☞第 3 章参照）．

　そこでオススメしたいのは，心電図の世界で頻繁に登場する"**仲良し誘導**"たちを覚えてしまうこと．学校のクラスや部活でも，いつも一緒に行動する仲良しさんっていますね？　実は心電図の誘導たちにも同じようなことがあるんです．まず，ここからおさえていきましょう．

　チームでも派閥でもどちらでも OK ですが，方向性に関しては**ニサンエフ**と**イチエル（ブイ）ゴロク**が 2 大勢力です 表6-1 図6-5 ．

表6-1 2 大仲良し誘導

仲良し誘導	誘導	方向性
ニサンエフ	Ⅱ・Ⅲ・aV_F	下から
イチエル（ブイ）ゴロク	Ⅰ・aV_L・V_5・V_6	左から

他に V_1〜V_4 誘導のグループもあり（図 6-5 参照）．

　このフレーズをとにかく覚えることで，心電図の学習はだいぶラクになります．まず"ニサンエフ"の方から．これは**Ⅱ，Ⅲ，aV_F 誘導**のことで，イメージ的には"下"です．細かく言い出すとⅡ誘導は右下，Ⅲ誘導は左下とかありますが（aV_F 誘導は真下でした），基本的には**下方**から心臓の様子を見ているのだと思いましょう．

　2 つ目のキーフレーズは"イチエルゴロク"．"ブイ（V）"は言っても言わなくても大丈夫（私は省略して言うことが多いです）．これは aV_L（エル）が入っている

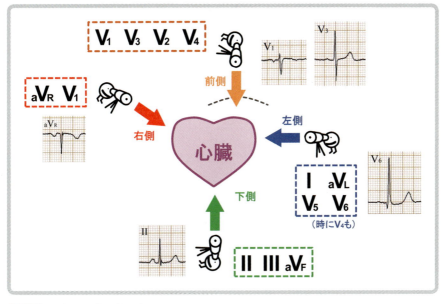

図 6-5 仲良し誘導の考え方
12 誘導とは，大きく分けて 4 つの方向（右，前，左，下）から心臓を囲むように眺める"視点"と考えれば難しくない．V_1 誘導は前ときどき右，V_4 誘導も前ときどき左のように境界にまたがる誘導もある．

ので，"左"のイメージを持って下さいな．ほらね，カンタンでしょ．だから I 誘導も基本的に左側から眺めてるんです．aV_L 誘導の方が I 誘導よりもやや上からとか言われますけど，気にしない，気にしない．ゴロク（V_5, V_6 誘導）の側壁というのも基本的に左ということですね（☞ 図6-3 参照）．

　これだけで 7 つですが，残る 5 つのうち，V_1〜V_4 誘導はどうですか？
　…これはさっきやりましたね．左室前壁というか，心臓をおおむね前側から見る方向で間違いありませんよ．最後に残った aV_R 誘導は文字通り右側からです．

　これが理解できると，図6-5 にすべての肢誘導が含まれているので，胸部誘導に続き肢誘導の方向性もわかってしまいますね．実は，これが心電図の 12 誘導の本当の意味なんです．こんな風に理解してましたか，今まで？

ちなみに，胸部誘導の説明で心筋梗塞の症例を挙げて説明しましたが，実は"仲良し誘導"の考え方が早速応用できますよ．Ⅱ, Ⅲ, aV_F 誘導(ニサンエフ)のグループには**下壁誘導**，Ⅰ, aV_L, V_5, V_6 誘導(イチエルゴロク)は**側壁誘導**というニックネームがあるんです．ですから，心電図 図6-4 の胸痛を訴える男性は前壁梗塞でしたが，仮に ST 上昇がⅡ, Ⅲ, aV_F 誘導にあれば下壁梗塞，Ⅰ, aV_L, V_5, V_6 誘導ならば側壁梗塞ということになります．

* * * * * * *

皆さん，どうです？
　心臓内の電気の流れを12個の方向から眺めて，各場所からの様子を波形として表示する…その考え方や12カ所の方向についてもよくわかってもらえたのではないでしょうか．こんな風に勉強をはじめていけば，スムーズに心電図の世界に入っていけると思います．

Take Home Message

★ 心臓内を電気が流れて心房と心室が動く様子を波形にしたものが心電図と考えよう．
★ 同じ現象を 12 個の方向から別々に眺めるから 12 誘導心電図という．ただそれだけ．
　①胸部誘導…電極を貼る地点から
　②肢誘導　…左右そして下方から
★ "仲良し誘導"(特に左，下，前方向)の組合わせを意識してシンプルに考えよ．

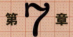

心電図波形に馴染む
～ピクット波形の織りなす正常と異常～

難しいことはあまり言わない，何かを覚えないのルールのもとお話を続けていますが，気付けばもう第7章ですか．心電図の面白さ，伝わってますか？

さてさて，今回は心電図の実際の波形について話したいと思います．普通に述べても退屈でしょうから，少しだけ趣向を変えて．そして，こうした心電図波形の異常，つまりオカシナ心電図というのは，つきつめれば2種類しかないっていう話で皆さんに勇気を届けます．

■ 心電図の基本波形

心電図に対するニガテ意識をなくすには，どんどん生の波形に触れて"読める"や"できる"という体験を積み重ねることだといつも言っています．もちろん最低限のルールは踏まえる必要はありますが．

ここではそのミニマム・エッセンシャルの話をしましょう．心電図波形のい・ろ・はです．

以前，モニター心電図ではⅡ誘導を表示することが大半だという話をしましたが（☞第4章参照），このⅡ誘導の心電図波形は最もスタンダードなカタチと言えます．ですから，基本的な説明もその波形でしてみたいと思います．次の図をどうぞ 図7-1 ．

図のタイトルはズバリ「心電図とはピクット波形のくり返し」．

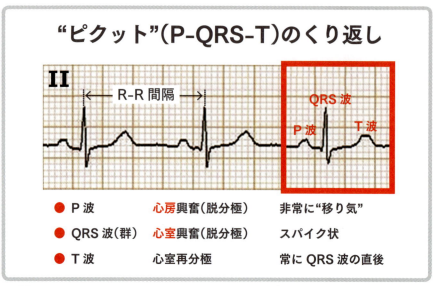

図 7-1 心電図の基本要素

　ピ，ピクット…？　何言ってんだ，この人．

　いつものようにメチャクチャ言い出さないといいですが…だ，大丈夫です．

　心臓内を電気が流れて，ドキン，いやピクンと動く様子を観察したものが心電図だと言いましたね．Ⅱ誘導の場合，それを下方（より正確には右下でした）から眺めて波形として表示するのでした（☞第 6 章参照）．

　図 7-1 の一番右，赤い四角□で囲んだ部分を見て下さい．
　心電図にナミ（波）として表示されるコンポーネント（要素）には，この図に示した 3 つがあって，普通は小（チビ）→ 大（デカ）→ 中（チュウ）の順に並んでいます．

　まずチビの波．これは **P 波** と呼ばれ，意味的には心房がドキン，もとい，ピクンとする様子，つまり **心房の収縮** を反映したものです．2 つ目のデカ波はどうでしょう．一番ツンッとした，この波は **QRS 波** です．"QRS 群" といった表現

をしている教科書もありますが，実際にはQ波・R波・S波の3つからできてますよ，という意味が込められています．まぁ，普通は1つの波に見えますよね．ええ，その感覚でいいんです．

　心臓内の電気伝達が，右房の天井（洞結節）からはじまって，心房から心臓の中心（房室結節）を通過して心室側に抜けていく様をイメージできれば，P → QRSという順番は理解できるでしょう．
　心電図の横軸は時間，左から右に向かって時間が流れていくんです（☞第8章参照）．

　QRS波は何かと言えば，それは心室のピクン，そう，**心室収縮**です．心臓の1回の拍動は，この心室収縮のことですから，仮に心電図を1分間記録して表示されたQRS波の個数が心拍数に相当します．これは次々回の章で大事になってくるので，ここでも軽くさわっておきます（☞第9章参照）．

　あと，もう一つ 図7-1 にも示していますが，隣接するQRS波どうしの間隔（距離）のことを**R-R間隔**というのでした．これも復習です，一応．これはQRS群をR波という上向きの波一つで代表するという考えだと理解しやすい表現だと思いますよ．

　では，残る3つ目の波はどうか？
　そう，中くらい（チュウ）の波です．知識的には，この波が**T波**ということは知ってるのではないでしょうか．
　さて，このT波ですが，いったい何を反映しているのでしょう？
　心室が一気呵成にピクンと収縮した後，また次のピクンに備えるわけですが，この間にフゥーと"息抜き"というか，リラックスする様子が反映されていると考えて下さい．

　難しい言葉で言ったら，QRS波は心室の脱分極，T波は心室の再分極となるのですが，この言葉を覚えても何も得しませんよ．心室のピクン（収縮）がQRS波，フゥー（拡張）がT波，これだけだと思っていても，実はそれほど罰当たり

ではないでしょう．

　このように，正常な心電図では，チビ→デカ→チュウ，いや，P 波→ QRS 波→ T 波の順に並ぶわけで，これらの頭文字をそのまま読んで，私は"ピクット波形"と名付けています．ええ，ピ(P)・クッ(QRS)・ト(T)です！

　この響き，妙に心収縮にシンクロするようで大変気に入っています．だから，心臓の動きはドキンではなくって，ピクンなんです．音で表現するとピクットです(笑)．

　もう，わかりましたね．**心電図波形は"ピクット波形"のくり返し**なんです．お見事．

　…バカにするなとか，こんなにふざけてるだけで心電図が読めるようになるのというあなた！　うん，オッケーですよ．こんな気軽な感じでマイペースで勉強していくことで，特別に才能のない私でも心電図を攻略することができたのです．だから信じて欲しいのです．

心電図波形は 2 パターンのみで理解せよ

　Ⅱ誘導で心電図波形の基本をおさえたら，次は全体に目を向けましょう．ええ，もちろん **12 誘導**のことです．心臓内の電気現象として起っていることは 1 つなので，**どの方向から見ても基本的に波形構成は同じはず**です．そう，ピクット(P-QRS-T)ですね．

　ただ，同じものでも，見る角度によってその写り方は様々なハズ．どこからでも基本は"ピクット"なんですが，誘導ごとに波形が違って見えるのはこのためです．ここでは 12 個の誘導の波形について考えたいのです．

　『えー，せっかくⅡ誘導で覚えたのに，12 個も覚えるンですかぁー？』

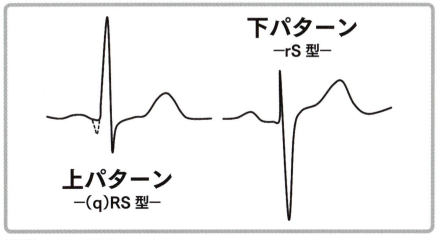

図 7-2 心電図の波形は 2 つだけ！？
極論すると心電図波形には 2 種類しかない．上向き優勢の波（上パターン）か下向き優勢の波（下パターン）かである．上パターンの最初の小さな陰性波（q 波）は人によりあったりなかったりなため点線で示した．

　そんな悲鳴が聞こえそうですが，ダイジョウブ．そんなことはさせませんよ．
　細かく見ると，そりゃ"十人十色"ならぬ"十二人十二色"で，各誘導の波のカタチは違うでしょうさ．でもね，そこはドンブリ勘定しちゃいますと，**正常な心電図の波のカタチなんてと 2 種類しかない**んですよ 図7-2．

　ええ，だからそんな難しくなんです．もちろんマイナーな振れ幅はすべて無視．少し極論すぎます？　でも，こういうカンカクって大事．これだけ知るだけでも，ずいぶん気がラクになるのでは？　"苦手心"から解放されるというか．

　さて，実際にその 2 パターンを見てくれませんか？ 図7-2

　P 波と T 波のカタチの方は似たり寄ったりですので，スパイク状の **QRS 波** を中心に考えて下さい 図7-2．左の方は，先ほどⅡ誘導でも登場した親しみやすい波形です．波形の呼び名的には(q)RS 型なのですが，そんなこたぁここではどうだっていいです．ましてやカッコがついてる小さな q は "あったりなかった

り"のバリエーションなので本質的なことではないですよ．

　おおざっぱにとらえましょう．上向きの波形が優勢なので，"上パターン"とでも呼びましょうか 図7-2左．頭にイメージできますか？

　もう一つ．右の方のパターンは，小さな上向きの波ではじまって，すぐに谷底へまっさかさまの波形です．これは正式にはrS型という呼び名ですが，現時点では気にしなくてOK．こちらは，いわば"下パターン"です 図7-2右．

　ところで，勘の良い方は気づいたかもしれませんが，実は下パターンの波形は上パターンを180度グルッと回転させたカタチになっていると思いませんか？つまり上下サカサマなんです．

　とかく何事もセンスの悪い私ははじめ全然気づきませんでしたが，**同じ電気現象を反対方向から眺めてる**んだと思えたら，それで十分センス有です．

　ね，この2つなら覚えるというか，頭に焼き付けられそうでしょ…？

実例で考える正常QRS波形

　さっそく，実際の波形をその目で確認してみませんか？　次の心電図を見て下さい 図7-3．何も特殊な心電図波形を持ってきたんじゃないんです．ザ・ノーマルな病気なしの人の心電図ですよ．

　どうです？　QRS波に注目してみましょう．

上パターン　……　Ⅰ，Ⅱ，Ⅲ，aV_F，V_4，V_5，V_6
下パターン　……　aV_R，aV_L，V_1，V_2，V_3

　じゃないですか？　ほらね，バッチリ区分できたでしょ？　私があながちウソつきでないことがわかってもらえるはず！

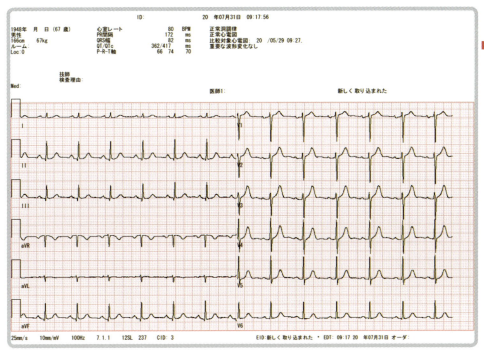

図 7-3 実例で確認してみよう

実際の心電図で確認することがタイセツ．QRS 波形に注目してみるべし．上向きか下向きの 2 つどちらかしかない，っていう考え方も間違いではないことがわかるハズ．

　スゴイでしょ．ただ，心電図にも個人差があるため，次のように整理しておくのが，より実践的です．

2 パターンしかない！　シンプルな正常 QRS 波形のとらえ方

① イチニエフ・ブイシゴロ（Ⅰ，Ⅱ，aV_F，V_4〜V_6）は上パターン
② V_1〜V_3（胸部誘導の上半分）と aV_R 誘導は下パターン
③ それ以外は人によりけり

まずは①から．あれっ？　はじめの暗号のような"イチニエフ・ブイシゴロ"って何って思いますよね？

詳しくは後々に「洞調律って何？」を学習する際に述べます．その際のキーフレーズがこの"イチニエフ・ブイシゴロ"なんです（☞第10章参照）．わけわからんぞという人，もうしばらくお待ち下さいな．

でも，思い出して下さい．似たような話，前回にしましたよね．心臓を眺める方向が似ている誘導どうしが"仲良しチーム"を結成してるってやつです．"イチエル・ゴロク"はⅠ，aV_L そして V_5，V_6 誘導のこと．これは心臓を左側から観察する誘導でした（aV_L のLはleftでしたし）．ヨンの V_4 誘導は V_5，V_6（ゴロク）と"お隣さん"みたいなものですから，この際一緒にしてしまいます（方角は左ですよね）．

残ったニエフは，"ニサンエフ"Ⅱ，Ⅲ，aV_F 誘導の中の2つで，こちらは下側からの観察でしたよ（aV_F のFootは足から眺めるのでした）（☞第6章参照）．

実はこのイチニエフ・ブイシゴロって，イチエルゴロクの"エル抜きでヨン足し"，ニサンエフの"サン抜き"ですので，それぞれ"左側から"，"下側から"という視点は残ってるはずですし，お互い近い方向から眺めたら，それは似たような結果（波形）になりますよね．

つまり，このイチニエフ・ブイシゴロ誘導の6つは**上パターン波形**なわけです．基本波形の説明をⅡ誘導を使ってした大きな理由です．これで12誘導の半分はおさえたことになりますでしょ，皆さん．

では次．②では「胸部誘導の上半分」という表現を用いましたが，これはA4用紙の標準レイアウトを思い出して下さい．右段上から V_1，V_2，V_3 誘導で，左室で言ったら前壁を担当する誘導でしたね（☞第6章参照）．つまり，心臓を前側から眺めると，QRS波形は**下パターン波形**をとるワケです．

それと，普段はあまり存在感がないaV_R誘導．これは R(right)ですから右側からの視点ですが，この誘導でも波形は下パターンとなります．

左・下（上パターン）と右・前（下パターン）で，完全にはでないですが方向が反対なので，なんとなく直感的に理解できるのではないでしょうか？

最後に残った誘導というのは何かといえば…Ⅲ，aV_L じゃないですかね？　これが③です．これら3つの誘導の波形は個人差が大きく，正常でも人によって上・下どちらのパターンにもなり得ます．

例として挙げた心電図 図7-3 では，Ⅲ誘導は上パターン，aV_L は下パターンですが，たまたまです．これは．なお，V_4誘導も時に気まぐれで下パターンになることもあります（V_3側についたり，V_5側についたり流動的なわけです）．

まぁ，このハナシは，どの誘導だとどっち向きなのかを完全におさえて欲しくて取り上げたのではないんです．「"仲良し誘導"の波形は似ているし，変化するにしても同じように動く」というあたり前なようで忘れがちな心電図界のルールを伝えたかったんです．実は，こうやって誘導の組合わせで考えるクセをつけるのは心電図攻略の一つのポイントなのです．

…どうですか？　無秩序に並んでいるように見えた12誘導でしたが，以上のように考えると，比較的キレイに頭が整理できそうですよね．しょせん2つと考えれば，そんなに難しくもない気がしてくるはずです．それが私の狙いです．

心電図異常の考え方─たとえ話で理解する─

さてさて．波形の"正常"がある程度わかったら，次は"異常"について話します．大丈夫，難しいことは言いませんよ．くり返し言いますが．

私がこのテキストで目指しているのは，心電図に対する心理的なアレルギーを少しでも和らげること．ですから，なるべく親しみやすい話をしたいと思います．

> **心電図異常は2パターン**
>
> ● 波形異常　**カタチの異常**
>
> ● 不整脈　**リズムの異常**
> 　　　　　　（カンカクの異常）

図7-4 異常な心電図の考え方

　異常な心電図の言うと，なんだか難しそうですが，これも実はパターン的には2つしかないんですよ 図7-4．

　2つの異常とはズバリ，**波形異常**か**不整脈**です．
　これが難しく感じるのなら，**カタチの異常**と**リズムの異常**ではどうでしょう？
　リズムの異常は，さらにやさしく言えば**カンカク（間隔）の異常**と言ってもいいです．波形のですよ．

　心電図を解析する，または単に読むという響きでも，なんだかとても高尚かつ難解な作業のように聞こえる方もきっと多いかもしれません．心電図をニガテに思う人は，きっとそうなはず．

　でも，やっていることさえわかたったら，「なぁーんだ，意外にカンタンなんだね」って思ってもらえると私は信じています．

　本当ですよ．**心電図異常は2パターンしかない**んだから．
　実際にはカタチもリズム（カンカク）も両方ともおかしい心電図もありますから，大別したら3つと言えるかもしれませんね．
　それを次のような"たとえ話"でご説明いたします．

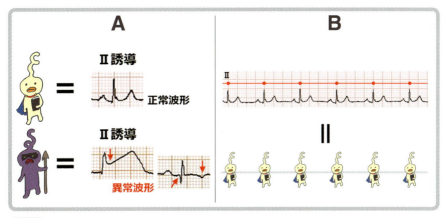

図 7-5 心電図のチイくん・デビルくん・モデル
A：仮に正常波形を「チイくん」，異常波形を「デビルくん」と考えてみる．B：正常な"ピクット"波形の並びはチイくんが規則正しく続いている状態に相当する．
【編集部注】チイくんは頭にＣの字をまとった中外医学社(チュウガイイガクシャ)のゆるキャラです

　いま仮に正常なピクット(P-QRS-T)波形を正義の味方「チイくん」，おかしな波形を悪の敵「デビルくん」だとしましょう 図7-5A ．

　…えっ？　何ふざけたこと言ってんのってハナシですね．たしかに，たしかに．実は私，ナース向けの心電図講義を担当することも多いのですが，入門編では必ずここで話すようなたとえ話を用いて心をグッとつかむようにしています．

　100年以上の歴史の中で，心電図の波形は今の"ピクット(P-QRS-T)"スタイルに決まったのですが，別にいいんですよ，チイくんとデビルくんだって，この際．たとえば正常なⅡ誘導，これはもう，私と皆さんの頭の中では，チイくんの規則正しい"行進"(いわばチイくん・マーチ)のはずです 図7-5B 図7-6A ．

　つまり何が言いたいのか？
　正常な波形というのは，すべてのカタチがチイくんで，しかもそのカンカク(間隔)がレギュラーなんです．心電図が得意な人というのは，波形をパッと見て，それを感じ取っているのです．ただ単にそれだけ．

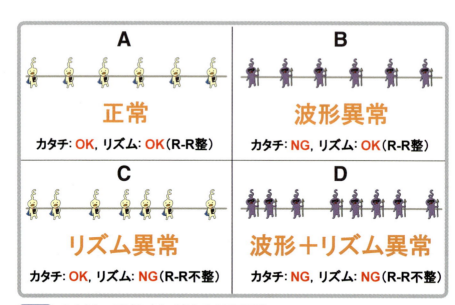

図7-6 チイくん・デビルくんで考える心電図異常
A：波形も並びもOK（正常），B：波形がおかしいが並びは正常（波形異常），C：波形自体は正常でも並びがおかしい（リズム異常），D：波形も並びもおかしい（一番読みごたえのある波形かつリズム異常の心電図）．

では，心電図異常について考えていきましょう 図7-6．

カタチの異常—波形異常—

さて，次．右上のB 図7-6B はどうでしょうか？

これはデビルくんの行進ですね．登場しているキャラがチイくんではないという点がオカシイですが，デビルくん一つ一つのカンカクは規則正しいのです．これが**波形異常**，つまり**カタチの異常**になります．イメージできるでしょうか？

さて，これだけだと，得るものが少ない話になってしまいますが，さにあらず．これから心電図を勉強していく人に攻略のポイントを授けます．

え，エラそうな言い方ですいません．まぁ聞いて下さい．

波形異常を攻略するには，チイくんとデビルくんとの違いを知ること．つまり，チイくんのどこがどう変わるとデビルくんになってしまうのか？　その"境界線"を知ることなんです．心電図を構成するパーツが，それぞれどうなったら異常と判断すべきなのか…コレです．

　それと，勉強が進めば，あまりこだわるなといった診断基準をある程度は頭に入ってくることになるでしょう（☞第3章参照）．
　これは大事なものにしぼって最低限のみで OK です．

　もう一つ．
　カタチの異常のチェックには，12 誘導をくまなく見渡せということ．デビルくんは 12 個の誘導のどこに隠れているのかわからないので，それを見逃さない"めざとさ"が必要なんです．これは次に述べるリズム異常（カンカクの異常）との大きな違いです．これを意識することがタイセツです．これをまとめました．

カタチの異常：攻略ポイント

① 波形のどこが変わるとチイくんがデビルくんになるのかを知れ！
② きっちり **12 誘導全体**を見渡せ！〜デビルくんはどこの誘導に潜んでるかわからない〜

カンカク（リズム）の異常—不整脈—

　ね，別に難しくないでしょ？
　次．次にいきましょう．　図7-6C はどうですか？　一見してチイくん・マーチのようですが…．

　そうです．これはカタチは正常でも，その並びがオカシイですよね．カンカクの異常ですね，これが．別名リズム異常．いわゆる不整脈というのは，このパターンなんです．今度はリズム異常（不整脈）の攻略のポイントを先に述べます．

> **カンカク(リズム)の異常：攻略ポイント**
>
> ① 一番解析のしやすい誘導を一つ見つけよ！〜P波が大事〜
> ② デビルくんの並び方にルールを見い出せ！〜代表的なパターン把握〜

　たとえばR-R間隔が露骨にイレギュラーなら，そりゃあ不整脈があるでしょう．こうやって不整脈の"臭い"を感じとったら，私は12個のうち，どの誘導が診断しやすいかなぁと選ぶのに時間をかけます．

　もちろん2つ目の代表的なパターン(すなわち不整脈の種類)を知っておくことも大事ですよ．でも，慣れてくると実はこれはそんなに難しくないんです．パターンも少ないですし．不整脈の解析に適した誘導が選べた時点で，実は正しい診断に半分以上成功しているんです．まさに"勝負誘導"．

　そういう意味では，カタチの異常のごとく12誘導全体を見渡すのですが，いざ解析するための誘導が1つで十分なところが不整脈の特徴です．こことここを見て診断…なんてことは不要です．

　では，何をもって解析に適しているというのか？
　デビルくんの並び方にルールを見いだすのが最終目標なわけですが，それをつきつめるとP波・QRS波の"それぞれ"そして"お互い"の並び方のパターンを認識することです．

　P-P，R-R(QRS-QRS)そしてP-QRSの3つのカンカクに注目するのですが，そのためには，まず個々の波を正しく認識することが大切．

　ツンととんがった形状のQRS波がどれかわからない，わかりにくいという誘導はまずないです．ですから…そうです．不整脈はいかにP波を探せるかが決め手なんです！

この先，さわりですがP波の見つけ方を伝授する機会があります(☞第10章参照)．詳細はそのときに述べますが，一般的には**P波はⅡ誘導とかV₁誘導で見やすいとされる**ので，必然的に不整脈の"勝負誘導"になるケースが多いです．私の個人的な印象は，この2つの誘導で7割くらいかなと思ってます．不整脈を見るためのモニター心電図がⅡ誘導をモニターするのも，実はこのためです(☞第4，7章参照)．

　もちろん，他の誘導でⅡやV₁よりもP波が見やすければ，それでも結構ですし，そうした柔軟性は必要です．でも，いわゆる定石としての2つの誘導は知っておきましょう．

不整脈解析のテッパン誘導

　Ⅱ誘導かV₁誘導が不整脈の解析には適していることが多い！

心電図の波形に思う─不整脈随想─

　心電図の波形について，ほんのちょっとだけ寄り道をさせて下さい．心電図の波形を眺めていて，ある日ふと思ったことです．

　私はQRS波って，ほとんど波も立たない海原に立たずむトーテムポールみたいだなぁと感じます．これは，最初の方で扱った"上パターン"の波形をイメージしてるんですけど 図7-7．

　と，トーテムポール…？　何を言うんだコイツはって感じですよね(頭オカシイでしょうか…)．

　たしかに，少しオカシナたとえかもしれないので，このたとえがわかりにくかったら忘れても大丈夫です．でも，今後の理解に役立つ示唆的な内容かもしれないので，ちょっとおつきあいをば．

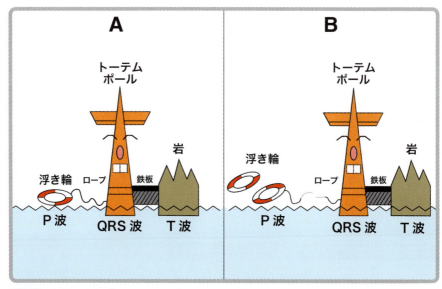

図 7-7 海原にたたずむトーテムポールとその周辺
心電図波形を眺めていると，なんとなく QRS 波＝トーテムポール，T 波＝岩，そして P 波＝浮き輪に見えてくる！？　**A**：普段の状態（正常），**B**：不整脈．意味するところの詳細は本文参照．

　ちなみにトーテムポールとは，いわゆる先住民インディアンが建てた柱状の彫刻，そう，人の顔した電信柱のようなアレです．なんとなくわかります？　よくわからん人はネット検索して下さい．長いので以下，ポールと略します．

　そのポールの脇には，そんなに大きくない石というか岩がいます．この岩が T 波なんです．この岩（T 波）の特徴は，どこかに流されていかぬようポール QRS に鉄板でがっちり固定されているんです．この関係を図示しました．2 つの結びつきは非常に強いので，まず外れなそうなイメージですね 図 7-7A．

　一方，ポールの周りには，もう一つくっついていて，それは何かと言ったら浮き輪（P 波）です．これは浮かんでるイメージ．しかも，実にゆるーいロープでポールにくくりつけられてるだけなので，ふとした隙にロープが切れると，波に流されてフワフワとどこかに行ってしまいます 図 7-7B．

…へっ？　何が言いたいかって？　それは，QRS波とT波がバラバラに離れることはなく，いつも一心同体であるのに対して，**気ままなP波はときどきQRS波から離れていってしまう**ということ．P波のPは"プー太郎"のPで定職にもつかず，ぶらぶらしているイメージでしょうか．

　どうしてこんなたとえ話をしたか．それは，実は不整脈の本質というのは，この**トーテムポール（QRS波）と浮き輪（P）をつなぐロープが切れた状態**なんです 図7-7B ．

　でも，浮き輪は好き勝手に移動しているように見えて，実はそうではありません．一応，"自分なりのルール"を決めていて，それを厳密に守って行動してるんです．ですから，そのルールを見抜くのが，私たち医師の仕事です．

　ただ，お茶目な浮き輪は，ときに岩に隠れてしまうこともあるでしょうし，ひどいときにはポールの真下に埋もれて見えなくなったりします（灯台もと暗し状態）．また，急に数が増えてしまったりもします． 図7-7B でも，いつの間にか2コになっていますよね？

　ですから，P波—いまや私たちの間では浮き輪ですが—の動向をうかがうことが，不整脈の正体を見い出すポイントなわけです．

　どうです，何となくわかりました？

　不整脈を読み解くなどというと，実に高尚な話に聞こえてしまいますが，実は浮き輪（P波）の行方を追って，ポール（QRS波）との間の関係性をつきとめる，ただそれだけなんですよ．ですから，診断基準やたくさんのパターンを覚えたりする必要なんてないですし，理屈さえわかってしまえば実にシンプルでチョー簡単なんです．

　今後，不整脈の勉強をしていくとき，"いったい自分は何をしてるんだろう？"とわからなくなったり，あきらめそうになったら，ぜひともこのトーテムポール，

岩, そして浮き輪の世界に戻って一息ついてみて下さい.
（くり返しますが, 実は不整脈の心電図なんて, 肝をおさえたら全然難しくなんかないんだから！）

心電図異常の組合わせ

さて, 最後になりました. 心電図異常の3つ目のパターンを忘れていました！

私は心電図が大好きです. ホント大好き, 愛らしくさえ感じます.
お酒を片手に難しい心電図をうんうん唸りながら判読し, その結果正しい診断に至れたら, 底知れぬ幸福感に満たされるでしょう（実際にはしませんが）.

一つ前の図に戻って, そんな"幸福心電図"の多くは 図7-6D のようなパターンです.
これ, どうですか？
デビルくんがおかしな順番に…そうです. カタチの異常とカンカクの異常とがミックスされたパターンです. これが一番難しいというか, 読み応えのある心電図ですよね.

最後に実例をば. 69歳, 男性で胸部不快感と倦怠感で入院した際の心電図です 図7-8 .

この心電図を見て, 私が指摘できる心電図所見を列挙します.

> **波形異常**
> ① 軸偏位（高度の軸偏位）
> ② 異常 Q 波（Ⅰ, Ⅱ, Ⅲ, aV_F, V_5, V_6）
> ③ 高い R 波（V_1, V_2）
> ④ 低電位差−肢誘導
> ⑤ ST 低下（V_1, V_2, V_3）
> ⑥ ST 上昇の疑い（V_5, V_6）

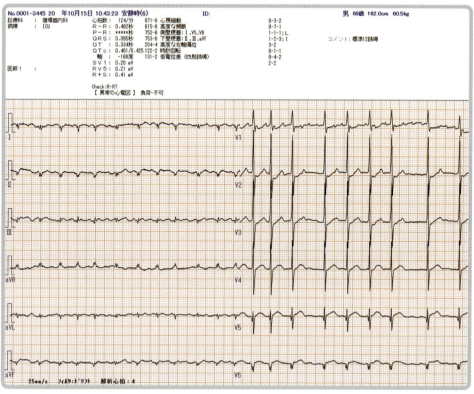

図 7-8 読み応えのある心電図

69歳，男性．漠然とした胸部違和感を訴え来院．1枚の心電図の中に非常にたくさんの異常所見が隠れています．きちんと勉強すれば，皆さんもいつか正しく読みこなせる日がきますよ！ 診断の詳細は本文参照．

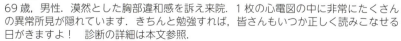

リズム異常（不整脈）

⑦ 心房粗細動

⑧ 頻脈（速い心室応答）

最低でも 7～8 個の所見を指摘することができるでしょうか．
⑦は典型的な頻脈性不整脈で（⑧），これがカンカクの異常になります．

一方，デビルくん，いやカタチの異常はと言ったら，それは②③④⑤⑥がキモになるでしょうか．

　心臓の下方を担当することが多いといったⅡ，Ⅲ，aV$_F$誘導にデブッチョQ波があって，これは左室下壁に心筋梗塞を少し前に起こしたかもしれない可能性を示唆しています（☞第11章参照）．いわゆる陳旧性心筋梗塞，そうオーエムアイ（OMI）です．

　残りの③④は少しだけレベルが上がって，⑥と併せて左室側壁・後壁と呼ばれるゾーンの急性心筋虚血を否定できない所見です．回りくどいでしょうか．じゃあ，エイッと，心筋梗塞を起こして（た）んじゃないかぁーと疑いたくなります．

　下壁の関与の真偽はわかりませんが，少なくとも左室の脇を通って後ろに回り込んでいく血管（左冠動脈回旋枝）が詰まっているのでは，そんな推察ができてしまうんですよ，この1枚の心電図から．

＊　＊　＊　＊　＊　＊　＊

どうでしたか？
　最後のは，他にも心電図と病歴や他の臨床所見を肴（さかな）に1時間以上議論できるくらい興味深い症例だと思います．

　『ムリ（無理），ムリ，ムリィー．こんなの気づかないですよ．循環器のプロだけでしょ，どうせわかるのは』

　なんて諦めないで下さい．

　いえいえ，**きちんと努力をすれば，心電図は誰にでもきっと微笑んでくれます**よから．**才能なんて決していらない**のです．何かと鈍くさい私にもできたんです．心電図の克服．

その意味で，私の話は大のニガテからの"逆転ホームラン"的ノウハウもしれません！？　それを書籍や講義・講演で伝えてるつもりです．今回の話でも，そんな考え方が少しは伝わったかなぁ．

Take Home Message

- ★ 正常な心電図波形は"ピクット(P-QRS-T)"のくり返し：QRS波の向きが上向きか下向きか，大まかに2パターンのみ！
- ★ 心電図異常は2つのみ：カタチの異常かカンカクの異常か（波形異常と不整脈）．

第8章
心電図用紙あれこれ
～フィールドを知り尽くせ！～

　患者さんの手足と胸に電極を貼って，ポチッとボタンを押したらオレンジ色かピンク色をした紙に心電図が印刷されてきますよね？

　よく見ると方眼になっている心電図の**記録用紙**に関して理解を深めることが今回のテーマです．心電図を学ぶ上で，波形が描かれる"フィールド（field）"について知っておくことは必要で，意外な発見もあるはずです．

■ 心電図用紙を見渡そう

　さて，ホンモノの心電図を用いて説明していきましょう．次のサンプルは，72歳・男性の心電図です 図8-1 ．

　まずは全体を見渡してみて下さい．もちろん製造メーカー仕様で大なり小なり違いはあるでしょうが，皆さんが目にする心電図は，おおむねこれに近いA4サイズのレイアウトだと思います．

　これを用いて心電図用紙にまつわる各項目を1個ずつ説明していきましょう．

■ 6行×2列のレイアウト

　まずは心電図波形が印刷されている領域を見て下さい 図8-1A ．
　方眼用紙の部分はわかりますね．パッと見6行しかないように見えますが，ちょうど半分のところで波形が変わっていますよね？

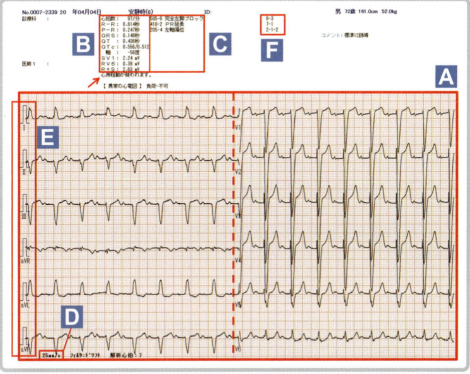

図 8-1 サンプル心電図
標準フォーマットで印刷された心電図のレイアウト．72 歳，男性．
A：左半分が肢誘導，右半分が胸部誘導．**B**：自動計測値，**C**：自動診断，**D**：掃引速度（25mm/秒），**E**：キャリブレーション（較正波形），**F**：ミネソタ・コード．説明は本文参照．

　実際には**左右 6 行ずつ**で計 12 個の誘導ぶんの心電図波形が描かれていることになります．

　まずは 図8-1A の左半分から．上から I，II，III，aV_R，aV_L，aV_F と順に表示された 6 行を**肢誘導**といいます．もう何度も登場してますね．これは，手足 4 カ所に貼った電極から記録される心電図波形です．"肢"という字は"手足"という意味ですので，理解しやすいですね．

次に 図8-1A の右半分を見ましょう．上から V₁，V₂，…，V₅，V₆ の順に並んでいますね．この"ブイ(V)いくつ"という波形が**胸部誘導**です．これは，患者さんの前〜側胸部貼った電極から得られた波形になるのでした（☞第6章参照）．このネーミングもまさに"文字通り"という感じ．

左半分と右半分にそれぞれ6行（ヨコ）ずつ波形がありますので，肢誘導，胸部誘導を2列（タテ）ととらえて **6行×2列** というのが一番標準的な心電図レイアウトになります．

ところで，これらの心電図波形は何秒間の記録か知っていますか？

—正解は肢誘導も胸部誘導も **5秒間** ずつです．意外と知らなかった人も多いのでは？

標準レイアウトの心電図記録

肢誘導，胸部誘導とも各々 5秒間 ずつ波形が記録される
〜全部でたったの 10秒間 という認識も大事〜

よほど年代物の心電計でない限り，先に肢誘導6個をいっぺんに5秒間記録して，続いて胸部誘導6個を5秒記録するスタイルが一般的だと思います．つまり，この様式で記録された心電図用紙には **計10秒間** の波形を含んでいることになります．

なお，一部には肢誘導・胸部誘導まとめて12コまとめて同時記録したものを **6行×2列スタイル** で表示させている施設もあると聞きます．これは肢誘導と胸部誘導とが同時記録になってるんですね．これにはこれでメリットもあるのですが，時間的には5秒間のみの記録になります．

あっ，カテ室などで12誘導心電図をモニターするとき，このレイアウトで表示されてることが多かったりしますけどね．

でも，これって案外短いと思いませんか？

そうなんです．普通の12誘導心電図は，実は患者さんの日常のほんの1コマをとらえた"スナップショット写真"的な要素があるのです．これは5秒でも10秒でも大差ありません．実は，この認識，臨床現場で特に不整脈の患者さんを診療するときには大事な視点です．

自動計測値や自動診断どうする？

さて，サクサク次にいきましょう．注目して欲しいのは上段の方にある 図8-1B の部分です．心拍数や，ときに計測する必要が生じるQRS幅，PR間隔やQT間隔などをコンピュータが測ってくれています．「軸」というのはQRS電気軸のことでしょうかね…．いわゆる**自動計測値**ですよ，これ．

ただ，波形(R-R間隔)が等間隔でなかったり，カタチの異なるQRS波形が混在している場合，こうした自動計測は不正確になりがちですので，万全の信用はおけません．

通常，これらの値で何かの診断を下すことはないため，普通は無視を決め込んで大丈夫な箇所でしょうね．あえて参考にすることがあるとすれば，心拍数の値くらいでしょうか．でも，心拍数など次回ご紹介する方法で簡単に求まるし（☞第9章参照），ふだんから心電図ではパッと見の印象を大事にしている私は，正直これらの数値をあまり見てません．

一方，自動計測値のお隣， 図8-1C の方は皆さん参考にしますかね？

循環器が専門でなかったり，心電図に自信のない人にとって，この**心電図自動診断**が"頼みの綱"となっているいう話もよく耳にします．また，健診で心電図異常を指摘され循環器外来に紹介されてくる患者さんの結果を見ると，「あ，自動診断結果をそのまま書いてんな，コレ」というようなケースもザラにあります．

たしかに，製造各社の努力もあって，近年の心電計の自動診断能には目を見張ります．サンプルとして取り上げた心電図 図8-1 での精度もまずまずではあります．ですから，複雑な心電図に出くわすと，私も自分の診断に見落としがないかのチェックにはときどき使います．

　ただ，循環器医から見ると，やはりイマヒトツなんですよね…．そもそも，「心電図所見」と，それらを集めてなされる「心電図診断」とがゴチャ混ぜでわかりにくいですし，ときに予想もしないような"間違い"診断が表示されることもあります（ 図8-1 にも「心房粗動が疑われます」との謎のコメントが…：図中 ↑ ）．

　昨今の心電計の自動診断能は向上していますが，まだまだ人間の"目"と"頭"を超えるレベルでは到底ないと理解して下さい．ただ，「正常（ないし正常範囲）」と表示された場合には，ほぼ100%異常がありません．そういう場合は，私も波形の詳細をほとんど見ずに"近道"させてもらってます．

　結論．『あー，よくわかんないから，自動診断を丸写ししちゃえ！』というのはやめた方がいいかも？　大丈夫．この本を読み切るだけでも，それなりの診断力はつきますので，あくまでも自分の診断を述べる方がいいと思いますよ（☞第11，12章参照）．

■ 方眼のしくみ①―ヨコは時間―

　心電図の記録用紙は無地ではなく，方眼紙のようになっていることは最初に述べました．次にはこれの謎解きをしていきます．方眼部分を抜き出して拡大してみます 図8-2 ．

　今まであまり気にしていなかったかもしれないですが，記録用紙の方眼には実は細い線（–）と太い線（―）とがあります．

　細い線はタテヨコ1mm四方（1mm×1mm）の正方形になっていて，5つごとに太線が描かれています．つまり太線の四角は5mm×5mmということにな

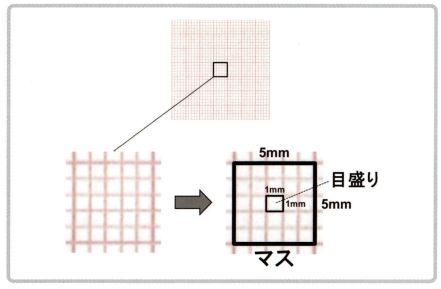

図 8-2 心電図用紙の方眼
記録用紙の方眼を拡大することで，マス・目盛りの世界が見えてくる．

りますね．私はこれを"**マス**"，ちびっこい 1mm の正方形を"**目盛り**"と名付けています．

このマスや目盛りからできている方眼が実はスゴく便利なんです．
　一見タテもヨコもない正方形のマス・目盛りですが，心電図の世界では，ヨコとタテの 1mm はそれぞれ違うものを表しています．まずはヨコの話から．

　心電図の横軸を解くヒントは，実はキチンと表示されていますよ．それは左下の「**25mm/s**」という部分です 図8-1D．「25.0mm/sec」など表現にいくつかパターンがあったり，場所も記録用紙の左上だったり左下だったりはしますが，基本的にはどんな心電図にもこの表記は絶対にあるはずです．しかも，数字はほぼ間違いなく 25 でしょう．

　『ミリ・パー・セカンドってのは速さのことだから，1 秒に 25mm 進むってこ

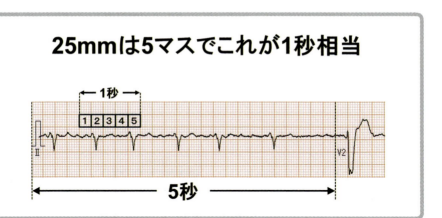

図 8-3 「25mm/s」の意味すること
通常の心電図は掃引速度 25mm/秒で描かれるため，マス 5 個ぶん（5mm×5 つ）が 1 秒間に相当する．これはぜひ知っておこう．

とかな？』と思えたアナタは実は鋭い！ その意味は少し後で述べますが，今はとりあえず 1 秒あたり 25mm，さらに思い切って **1 秒＝25mm** と思えたら勝ったも同然．そう，これが心電図の世界の時間軸のすべてなのです！

さらにここでマス・目盛りの話に戻ります．太線に囲まれた四角っていうのは 5mm 四方でしたので，横方向に 5 マス進むと 25mm で，実はこれが 1 秒間を表しているのです．わかりやすく図にしてみました 図 8-3 ．

ちなみに，はじめに肢誘導，胸部誘導とも 5 秒間ずつ記録されていると何気なく言いましたが，この同じ図 図 8-3 で，肢誘導が記録されている左端から V_2 誘導という表記の直前までが何マスあるか数えてみて下さい．**5 マスで 1 秒**ですから…そう，左端から真ん中まで 25 マスになっているでしょう！ 見事に 5 秒分のエリアであることが証明されました．

他にも，講義などで **横の 1mm は 0.04 秒**（40ms［ミリ秒］）って覚えましょう，って言われたかもしれません．これも少し考えればわかる話です．1 秒間が 25mm なので，1mm は 40ms［ミリ秒］，つまり 0.04 秒のはずです（1 秒＝

1,000ms）．カンタン，簡単．

『別にイチイチ覚えなくっても，いざとなりゃ導け出せるさ』

何もかも暗記しようとするからイヤになるのです．
　こういう小さな"安心"を一つ一つ積み重ねていけば，心電図を学ぶ作業が楽しくなると思います．

25mm/秒の歴史

　ここで少しだけ脱線．今までのハナシだけなら，別に「1sec＝25mm」とでも書いておいてくれれば済むはずなのに，あえて「25mm/s」という速度の表記になっているのか？という問題です．

　全然覚える必要はないですが，正式な用語は**掃引速度**（そういん）＊といって，掃引の掃という字は，ほうきやブラシで"掃く"という意味です．

＊sweep speed の日本語訳

　実はその昔，心電図は感熱紙にレコード針のような熱ペンというものを使って描かれていたそうです．この熱ペンは上下に動くだけで，円筒状に巻かれた感熱紙の方がウィーンとほどけることで1誘導ずつ心電図の短冊が出てきたのです．この概念図と実際の"レジェンド"ともいえる心電計の一例を示しました 図8-4 ．

　もう言わなくても良いかもしれませんが，この感熱紙が進んでいくスピードが1秒間に **25mm** のペースだったのです．うーん，なんか歴史を感じる話でした！

方眼のしくみ②―タテは電位―

　ヨコの目盛りについてわかったら，次はタテです．心電図の世界の縦軸は比較的わかりやすいと思います．波の高さや深さを表すので，電圧でいいと思います．

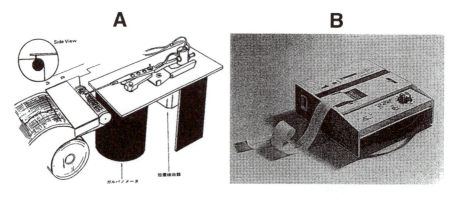

図 8-4 昔の心電計
A：イメージ図，**B**：国産発の PFB 方式心電計 ECG-5201（日本光電社製），PFB: position feedback．詳細よりも，目で見て何だか古めかしいなと感じたら十分．
（竹内清．心電計のこれまで．医器学．2004; 74(7)：372-83 より引用改変）

電位差というのが正確ですが．

　電圧といったら単位は V（ボルト）ですが，心電図として記録されるのは，その 1,000 分の 1 に相当する **mV（ミリボルト）**単位の電気現象になります．

　では，縦軸のスケールはどうなっているのでしょうか？

　心電図によっては，先ほどの「25mm/s」などと並んで「10mm/mV」という表記があるでしょう．勘のいい人ならば，『あっ 10mm が 1mV なのね』と思うでしょう．それで正解です．ただ，実例に挙げた心電図 図8-1 には何も書いてないですね．

　実は 図8-1 の心電図も，波高は **10mm（1cm）＝1mV** のルールで描かれています．実は，肢誘導の左端に印刷されている，オシロスコープの波形のような記号 図8-1E がそれを表しているんです．

　名前だけ言っておくと，この矩形波（くけいは）はキャリブレーション（calibration），日

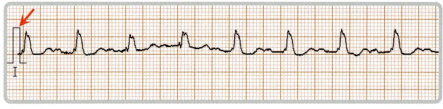

図 8-5 キャリブレーション(較正波形)の意味すること
図 8-1 から Ⅰ 誘導のみの抜粋．変動は多少あるが，おおむね波高は 6mm 程度であり，電圧の単位では 0.6mV 程度ということになる．

本語では較正波形といいます．あっ，名前は忘れてもらって結構ですけどね….

この記号は飾りなどではなくて，きちんと大事な意味を持っています．この縦の長方形みたいな部分の高さは 10mm，つまり 1cm です．心電計は無言で，『この高さを 1mV として描きましたよ』と言ってくれているわけです．**1cm が 1mV** という関係，これは非常にわかりやすいと思います．

たとえば，最初の心電図 図 8-1 で Ⅰ 誘導だけを拡大してみましょう 図 8-5 ．
こうすると，キャリブレーション(較正波形)もよく見えるでしょ？
Ⅰ 誘導の波形は高さ 6〜7mm といったところなので，電圧的には 0.6〜0.7mV ということになりますよね．

ハーフ・サイズ心電図に注意！

ところで，
『どうせ毎回 1cm が 1mV なら，わざわざ表示しなくてもいいんじゃない？』

そう思う人いませんか？　たしかに少し仰々しいですよね，この記号．でも，実際には心電図波形には必ずキャリブレーションが印字されるんです．それは次の心電図を見るとわかるかもしれません 図 8-6 ．

肢誘導の左端には，先ほどと同様に 10mm の較正波形(キャリブレーション)

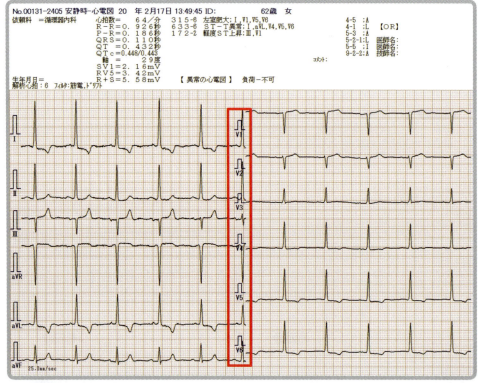

図 8-6 心電図― 2 分の 1（ハーフ）サイズ
中央にある胸部誘導のキャリブレーション（較正波形）に注目（赤色□）．5mm が 1mV に相当することを表している．注意していないと見落としてしまう !?

がありますが，よく見ると，ド真ん中の胸部誘導のはじまりにもミニチュア矩形波があるのに気づきませんか？ この高さを測ってみると…5mm じゃありませんか！

そうです．この心電図では胸部誘導は 5mm＝1cm で描かれているんです．いわば通常サイズの **2 分の 1 縮尺** ですね．どうしてこんなことをするのかは，原寸大の心電図を見たらはっきりするでしょう．それが次ページの図です 図 8-7．

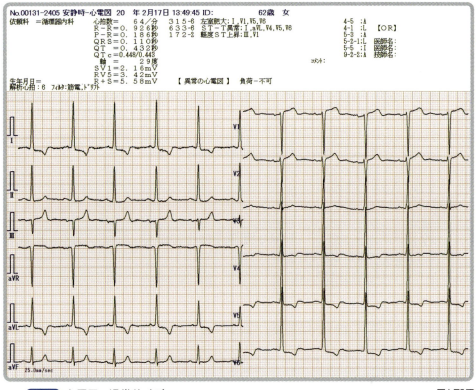

図 8-7 心電図—通常サイズ

心電図 (図 8-6) と同一症例だが，見た目の印象がだいぶ違うハズ．肢誘導，胸部誘導ともに 1cm=1mV ルールで描図されている．これが最も標準的．胸部誘導で V_3 以降 V_6 誘導まで，それぞれの波形が重なりあっている．心電図所見としては，「(左室)高電位差 ([left ventricular] high voltage)」を指摘すべき．ST-T 変化も目立つ．肥大型心筋症．

　これはいわばオリジナル・サイズの波形なわけですが，胸部誘導では波形同士が重なっていて，なんだか見づらい感じです 図 8-7 ．見やすいようにキレイに分離して表示してあげますね，と心電計が気を利かせてハーフ・サイズにしてくれたのが一つ前の 2 分の 1 縮尺の心電図なのです 図 8-6 ．

　これは見やすい波形を表示するという点においてはグッドなのですが，欠点もあります．

たとえば，通常サイズ 図8-7 なら普通は気づく「（左室）高電位差（[left ventricular] high voltage）」という所見も，ハーフ・サイズ 図8-6 だと気づかない可能性があります．また，当然ですが，ST-T変化なども見た目半分になるので，偏位が軽く見えてしまいがちでイマイチです．

ですから，私は『"1/2縮尺"の心電図は無視すべし』といつも言っています．ちなみに，この"1/2縮尺"（ハーフ・サイズ）は，ほとんどが胸部誘導ですので，そこんとこ注意していきましょう．これも大事なメッセージです．

ハーフ・サイズ（1/2縮尺）の心電図に注意！

1/2縮尺（ハーフ・サイズ）された心電図（5mm＝1mV）は，診断の見落としや過小評価につながるので見るな！

■ ミネソタ・コードは無視，ムシ

少し長くなったので，本章はこれで終わりにします．
　自動診断 図8-1C について述べたときに気づいた方もいるかもしれませんが，少し右に目を移すと，「6-3」，「7-1」，「2-1-2」となにやら不思議なナンバリング表示が列挙されています 図8-1F ．何かの暗号でしょうか….

冗談はさておき，この番号はミネソタ・コード（Minessota code）と呼ばれる心電図所見の分類体系です．ミネソタ大学のブラックバーン（Blackburn）先生が1960年に発表したもので，心電図所見の1つ1つを番号で管理しましょうというコンセプトなのだと思います．

つまり，心電計に内蔵されたコンピュータは，心電図 図8-1 には，「6-3」（PQ[またはPR]延長），「7-1」（完全左脚ブロック），そして「2-1-2」（左軸偏位）のトータル3つの所見が存在すると言っているのです 図8-1F ．

こうして分類すると，なんか辞書的で賢くなったような気がしますし，疫学などの臨床研究を行う場合に心電図所見を客観的にとらえるのには非常に役立つと思います．

　ただし，私も含めて循環器専門医でも大多数の人は，心電図を見るときにミネソタ・コードまで気にとめないでしょう．ですから，皆さんにハッキリ言っておきましょう…心電計によってはミネソタ・コードを表示しないものもありますが，あってもなくても完全に**無視**していただいて OK です！

　不要なことはキッパリ覚えない，これが心電図をキライにならないための秘訣だと思いますよ！

Take Home Message

- ★ 標準フォーマットの 12 誘導心電図では，計 10 秒間の波形が記録される（肢誘導 5 秒，胸部誘導 5 秒）．
- ★ ヨコの話：5 マス（5mm×5）が 1 秒に相当する．
- ★ タテの話：較正波形（キャリブレーション）は通常 10mm＝1mV；ハーフ・サイズ（5mm＝1mV）には要注意！

第9章
心拍数計算は検脈みたいなもの
～一番カンタンな計算法を伝授～

『心電図って，まず何から読んだらいいですか？』

ふだんよく聞かれます，この質問．そんなとき，私は，

『やっぱ心拍数ですかね．バイタルサインに直結するんで』

と答えるようにしています．ええ，そうなんです．心電図を読んでいくにあたり，一番最初にチェックすべきは**心拍数**です．
　今回のテーマは，この心拍数をうまく求める方法を解説します！

よく見る方法だけでホント大丈夫？

　心拍数の求め方というと，多くのテキストで**"300の法則（rule of 300）"** というやり方が紹介されています．一度は聞いた，あるいは習ったという皆さんも多いのではないでしょうか．

　QRS波どうしの距離のことを**R-R間隔**と言いますよね？
　この方法は，このR-R間隔をマス目で数えて「300÷マス何個」のように計算する方法です．

　この"マス"という表現は，心電図用紙の解説をした際に登場した，1mm四方の細線四角の目盛り5つ分の太線で囲まれた正方形のことですよ．前回のことですので，これは覚えてますよね？（☞第8章参照）

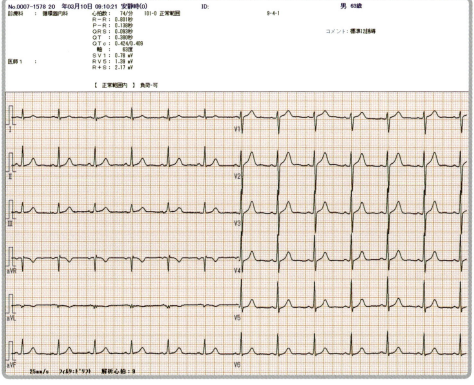

図 9-1 心拍数どうでしょう？―その1―
"300の法則"を用いてみる．QRS波どうしの間隔が4マス(5mm×4)．心拍数は75/分(300÷4)と容易に求まる．"検脈法"では78/分と算出される．

ウダウダ言うより実例で示した方がいいですね．たとえば次の心電図を見て下さい 図9-1 ．

左半分の肢誘導，6つのうちどこでもいいですが，一番上のⅠ誘導に注目してみましょうか．どのQRS波の頂点もほぼ太線にオン・ザ・ラインですね．R-R間隔は4マスですから，心拍数は75/分(300÷4)と計算できます．マジックのようですね(自動計測値と比べて下さい)．これが300の法則です．

でも，本当にこれだけでOKなのでしょうか…？

若手の先生などを相手に講義をする際，自分で心拍数を計算できない人の方が実際多い印象です．いまこの文章を読んでいる皆さんの中にも，ギクッとした人もいたのでは…？　でも大丈夫，アナタだけじゃありません．

そりゃそうです．300の法則の一辺倒では限界は明らかです．
隣り合うQRS波どうしが方眼の太線上にピッタリ乗っている"お茶の子さいさい"心電図ばかりがちまたに転がっているわけではありませんから．

ときどき見かけるのは，

『あ，先生，これはR-R間隔が太枠4.6個（マス）離れているんで，心拍数は65です』

という"暗算名人"です．これはすごい！　感動の念すら覚えます．
ただ，こんな才能に恵まれた人は世の中それほどいないでしょう．凡才の私には絶対ムリです！

もう一つ．自身で心拍数を計算しない，またはできない大きな理由として，最近の心電計ではコンピュータが**自動計測**して勝手に心拍数を表示してくれるためです．この"誘惑"に負けて，無理して自分で心拍数を求めなくても良いでしょと考えたくなる気持ちもよくわかります．ラクですしね，その方が．

でも，やっぱり心拍数は自分で計算して欲しい．これには私は多少こだわりたいな…と．別に難しい話じゃないんです．

"心電図の壁"をうまく乗り越えるには，何より"できる"という小さな感動の積み重ねが重要だと再三言ってますし，一方ではコンピュータ自動計測に全幅の信頼を置いてしまって，自分で考えなくなる姿勢も危惧されるからです．

大丈夫．きっとアナタにもできます．今からご紹介する方法で．
　私がここで提示する計算法は，どんな心電図であっても，誰でもカンタンにおおまかな心拍数がゲットできる方法です．

心拍数の簡易計算―検脈法―

もったいぶらずに計算法をお教えしましょう．

　心拍数というのは，1分間の心臓の収縮回数のことですね？
　心電図では，QRS波1個が心臓のドキン，いや"ピクン"1回に相当したわけなんで（☞第7章参照），心電図記録ボタンを1分ずっと押し続けて，その間に何個のQRS波が記録されたかを数えるのが最も原始的な心拍数計算法だと思います．

　でもね，それじゃ，あまりにも芸がないでしょ？　そこで工夫です．
　ここで皆さんが外来やベッドサイドの診察でしてるであろう検脈のやり方を応用して下さい．

　なぜケンミャクなの？…といわず，ひとまず話を聞いて下さい．
　検脈では，10秒とか15秒で手首の脈が何回触れるかを数えて，60秒に換算しますよね？　そう，そのやり方です．それと同じことをするんです．

　自動記録ボタンを押して出てくる標準フォーマットの心電図では，肢誘導，胸部誘導ともそれぞれ **5秒間** ずつ波形が表示されるのでした．これも大事ですよーといいましたね．覚えてますか？（☞第8章参照）

　さぁ，もう一度，最初の心電図に戻って下さい 図9-1．肢誘導でⅠ誘導の左端からQRS波を数えてみて下さい．そして真ん中についたら胸部誘導に乗り換えて，そのままV₁誘導の右端に向かってQRS波を数えて下さい．

　…どうです？　Ⅰ誘導に6つ，V₁誘導に7つあるでしょ？

これが何秒間での話かといえば…そう **10秒間** ですから，この13個のQRS波個数を1分，つまり60秒に換算すべく6倍したらどうですか？　そう，78/分（13×6）でしょ．これで心拍数が計算できました．私はこの方法を"**検脈法**"と呼んでます．カンタンでしょ？

検脈法による心拍数計算

肢誘導と胸部誘導にある **QRS波の合計数を6倍** するだけ！
（R-R間隔がレギュラーでもイレギュラーでも関係なく適用可能）

はじめに紹介した"300の法則"では，心電図 **図9-1** の心拍数は75/分でした．一方，私の検脈法では78/分と，やや誤差が出ましたね．まぁ，このへんは"ご愛嬌"として許容できる範囲ではないですか？

検脈法のメリットは，とにかく簡便性．そして，どんな心電図にも適用できるユニバーサルな点も魅力です．心拍数の計算法にありがちな「R-R間隔がレギュラーかイレギュラーか？」という注目点は無視して結構なんです．これって目から鱗だと思いませんか？

ですから，初学者の方には，心拍数は検脈法で求めることをぜひともオススメしたいです．これなら誰でも「できるぞ！」を体感できるから．よし，よし．

検脈法はオールマイティ

では，2つ目の例．次の心電図 **図9-2** はどうでしょう，心拍数は？

目がチカチカするくらいQRS波が並んでますね．たとえばⅡ誘導とV$_2$誘導を使ってQRS波が何個あるのか丹念に数えてみて下さい．

そうすると，ともに17個，計34個のQRS波があるとわかるので，心拍数

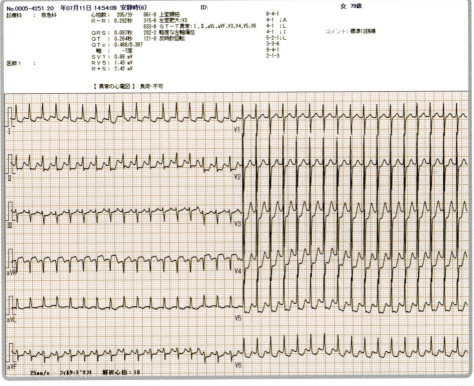

図 9-2 心拍数どうでしょう？―その2―
79歳，女性．丹念にQRS波を数える．検脈法による心拍数は204/分（QRS 34個×6）．
肢誘導か胸部誘導の一方でカウントして12倍しても全然OK．発作性上室性頻拍．

は6倍して204/分（34×6）ということになります．ちなみに自動計測値は205/分で，まずまずの精度でもありそうです，この方法は．

　もう一つ，心拍数に関してよく受ける質問があります．それは，

　『せ，先生，R-R間隔がレギュラーの場合は心拍数が計算できるんですけど，イレギュラーな場合に何かいい方法あります？』

というものです．これにはどう答えましょう？

私の答えはズバリ『検脈法でいいですよ』です！

検脈法は R-R 間隔が整（レギュラー）でも不整（イレギュラー）でも関係なく適用できるのです．これは他の方法にはない大きなメリットです．

次の心電図をご覧下さい．図 9-3．この心拍数が求められますか？

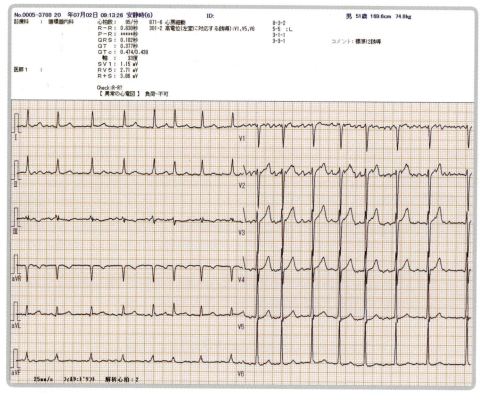

図 9-3 心拍数どうでしょう？─その 3 ─
R-R 間隔が不整（イレギュラー）でも検脈法は対応可能．51 歳，男性．慢性心房細動で通院中．QRS 波が左右で 16 個あるので，心拍数は 96/分と求められる．

R-R 間隔は明らかにイレギュラー，バラバラです．

右上のV₁誘導がもっとも顕著ですが，QRS波の間にはまったくランダムなグチャグチャ波が見えます．

これは**心房細動**です．エイエフ（AF: atrial fibrillation）と略して呼ばれるこの不整脈は，高度な脈不整を生じることで有名です．

"絶対性不整脈"というキング・オブ・不整脈のようなアダ名もついたこの不整脈，最近では**脳梗塞**の原因としても注目されてます．循環器医でなくとも病棟や外来でしょっちゅう見かけるので，ぜひとも知っておいて下さいね．

さぁ，この心電図 図9-3 の心拍数を求めて下さい．われわれは検脈法という強力な"武器"を持っていますから，皆さん96/分と瞬殺で答えてくれるでしょう．もちろんそれで正解です（コンピュータ計測は95/分です）．

ただし，最初に示した心電図 図9-1 なら「心拍数78/分の洞調律で…」というような表現でバッチリなのですが，心房細動ではQRS波の出現するタイミングはランダムですので，そもそも10秒間だけの情報から1分間あたりの心拍数を予想することにどこまで意味があるか，微妙な気もしてきます．

そこで提案．**心房細動の場合には心拍数を表現するときに多少濁して表現する**ほうがベターかもしれません．

『心拍数100弱（または90強でもいいかも）の心房細動です』

R-R間隔の不整が強い心房細動を例にして解説しましたが，別に心房細動でなくても，この検脈法は重宝すべき手法だと思います．

標準様式でなかったら

検脈法を使うことで，皆さんはA4サイズの5秒・5秒の標準フォーマットな

ら，いとも簡単に心拍数の計算ができるようになりました．

しかし，実際の臨床現場では，心電図の記録様式には他にもあるんです．

『私たちの病院の救急外来とか ICU ではこのフォーマットじゃないんですけど，そういう場合の心拍数はどう計算したらいいですか？』

…そういう質問，容易に想定できます．

それって，記録ボタンを押してる間中ビーッと心電図が連続して記録される様式じゃないですか？ **手動記録**と呼ばれるこのスタイルでは，肢誘導か胸部誘導のどちらか一方の 6 個の波形が印刷されること多いです（どちらを記録するかはボタン一つで切り替え可能）．

逆に，肢誘導・胸部誘導ともに 5 秒ずつで計 A4 ピッタリの心電図は**自動記録**と言えます．前者はマニュアル，後者はオートっていうことですよね？

さっそく，手動記録された心電図を示します 図9-4 ．これは激しい胸痛を訴えて救急受診された 65 歳・男性の来院時心電図です．診断を先に行っておくと，**急性心筋梗塞**になります．

手動記録の場合，心電図をどれくらい記録するかはボタンを押す人次第ですから，ボタンを 5 秒間ピッタリ押して止めるような芸当は普通無理ですね．

では，手動記録の心電図ではカンタンに心拍数が求まらないのでしょうか？

…いいえ，大丈夫です．ここも**検脈法**で．そのやり方をお教えしましょう．

以前，普通は心電図は 25mm/秒のペースで記録されるといいましたが（☛第 8 章参照），この心電図 図9-4 の左上を見て下さい．バッチリ "25mm/s" と表示されていますよね．…えっ，何が言いたいって？

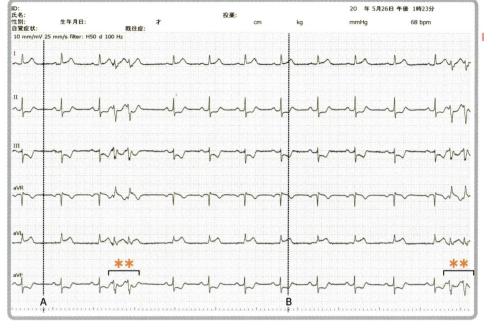

図9-4 こういう心電図なら心拍数どうします？
65歳，男性．胸痛にて来院．肢誘導の手動記録．Ⅰ，aV_L 誘導に ST 上昇，Ⅱ，Ⅲ，aV_F 誘導に ST 低下を認める（詳細な診断は本文参照）．＊＊：期外収縮（心房性）．
A：任意に選んだマスの太線，B：A から 6 秒先（30 マス）の太線．

　えっ？　だって，このスピードで記録される以上，25mm，つまり **5マスが1秒間**なのは共通なんですよ（図8-3 参照）．

　さぁ，心電図 図9-4 を再度ご覧下さい．たとえば，**点線 A** の部分から 5 個ずつ太線をたどって，5 秒先でも 6 秒先でも，どこのラインが該当しますか？

　私も数えてみました．1つ1つ丁寧に．**点線 B** が 6 秒先（30 マス）に相当します．この**点線 A** と**点線 B** とではさまれた "6 秒間ゾーン" にある QRS 波の個数を数えると 8 個ですので，心拍数は 80/分（8×10）と計算されるはずです．

定規メモリを利用すれば？

そりゃそう，言われてみたらあたり前ですよね．でも，ちょっとメンドくさいかなぁ．そう思った人もいるでしょう．検脈法のウリは簡便性でしたから．

もう一つ，実はもっとショートカットなやり方が可能なんですよ．

それには，心電図の一番下に注目します．心電図 図9-4 の下半分をクローズ・アップし，aV$_F$ 誘導付近を拡大した次の図を見て下さい 図9-5 ．

方眼紙のマスや目盛りの線とは多少ズレているかもしれませんが，一番下に定規のようなメモリがついていますよね？

高さ 1mm くらいの短いものと，それより少し長い 1.5mm くらいの線がある

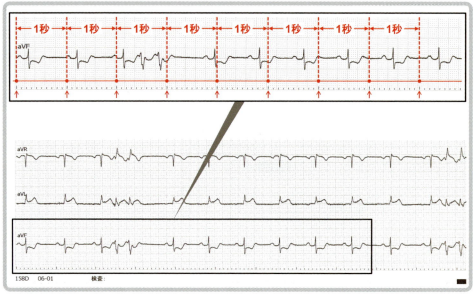

図9-5 実はこんな目盛りあるんです
記録用紙の方眼を拡大すると，マス・目盛りの世界が見えてくる．手動記録でも，一番下の定規メモリに注目すれば心拍数の計算は容易（詳細は本文参照）．1 秒ごとが実にわかりやすい．

と思います．これを使うのです．じつは**長目の線の間隔が1秒間**になるんです．これを知っていたら，これからはいちいち5マスずつ数えていく必要もないのです！

　たとえば，左端から6個目の線（6秒）までで区切ってみると，その間にQRS波は8個あるので，ここから計算される心拍数は80/分（8×10）となります．こっちの方がカンタンでしょ？　ちなみに，5秒で区切っても大丈夫ですよ．この場合は84/分（7×12）となりますかね．

　『あれっ？　ちょっと前は80/分じゃなかったっけ，計算結果？』

　鋭いですねぇー，アナタ．期外収縮（図9-4 の＊＊）と呼ばれる不整脈のため，どこからどこまで枠をとるかで心拍数の値は多少ずれてしまいます．でも，そんなの気にしないで大丈夫．

　はじめのうちは『やったぁー．自分で心拍数，計算できたぞ！』，そんなカンドウが大事ですから．細かいことは気にしない．

＊　＊　＊　＊　＊　＊　＊

　さて，心拍数についてのお話，どうでしたか？
　気づかないうちに，実はすでにどんな心電図でも心拍数の値が述べられるようになっているんです，皆さんは．すごいですね！　これも検脈法のおかげです．

　心電図の読みの"はじめ"は心拍数から．この速い，遅いが不整脈への"気づき"の第一歩を与えてくれます．この章のハナシが理解できたら，ひとまず登竜門は通過しましたよ．

　最後に．心拍数には，もう少し厳密な計算法があります．興味があったら成書で勉強してみてもいいでしょう．ただ，一つ言えること．スピーディかつ気軽に計算できちゃう今回の方法を知ったら，バカらしくてできない!?

…それくらい気に入ってもらえる方法と，自信を持ってお伝えできるテクニックですよ，検脈法は．さぁさぁ，目の前の心電図のレート（心拍数）が計算したくなりましたでしょ！

Take Home Message

★検脈法を使えば，どんな心電図でもカンタンに心拍数計算ができる！
　① 300の法則だけでは何かと大変
　② R-R間隔は整でも不整でも適用可
★標準フォーマットでない心電図も定規メモリを利用すれば検脈法が使える！

第10章
洞調律を知れ
〜自信をもってサイナスと言えますか？〜

さて，今回が前半戦の最終回．10回目のお話になります．はりきっていきましょう．

なんちゃって洞調律してません？

いきなりで恐縮ですが，私が，勉強会や講演などでよく使う次の心電図を見て下さい 図10-1 ．

学生さんや研修医の先生にこの心電図を読んでもらうと，

『アールアール（R-R 間隔）はレギュラーで，リズムはサイナス，心拍数は63/分です』

のようにプレゼンする人が結構います．

サイナスというのは "sinus rhythm（サイナス・リズム）" のこと．日本語は洞調律（どうちょうりつ）です．私はすぐさま

『あ，そうかぁ．ところで，君がサイナスだって判断した理由は何？』

と質問します．すると，

『R-R 間隔が整で―，P 波が定期的にあって…QRS 波も 1：1 でついてきてますし…』

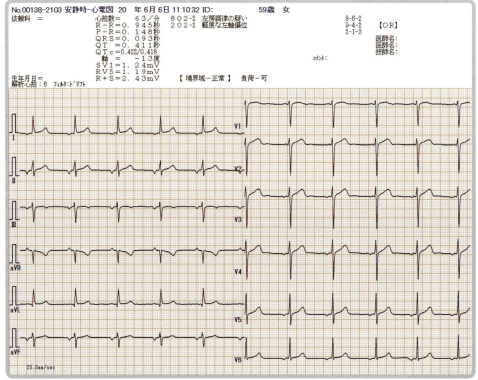

図 10-1 洞調律ですか…？

59歳，女性．QRS 波の前に P 波があって，R-R 間隔がレギュラーなら何となく洞調律と言ってる人，いませんか？　それじゃ，「なんちゃってサイズ」ですよ…．

　と答えられれば，まだ優秀なほうです．エッ？　何をいまさら？　と少し困った顔で言葉につまる人も多いです．そう，心電図で**何がどうなら洞調律なのか**をビシッと答えられる人は意外に少ないのが現実なのです．

　R-R 間隔がレギュラーで，どうやら P 波がありそうで頻脈や徐脈でなさそうなら，ひとまず洞調律という言葉を口にしている人，正直言って多そうです．皆さん自身はどうしてますか？

第10章 洞調律を知れ

『洞調律って一体何？』

　それを今回のテーマにしたいと思います．何も難しい質問じゃないんです．
　この章を読み終えたら，皆さん，いともカンタンに最初の心電図 図10-1 は『not サイナス！』と言ってくれると思います．では，はじめましょう．

電気の流れは知ってますね

　心臓が"電気仕掛け"で，収縮や拡張を司る指令が電気の形で伝わる様子を波形で表したものが心電図であるという話はすでにしました（☛第6章参照）．

　『心臓内の正常な電気の流れについて説明して下さい』

　と質問すると，多くの方々が，

　『洞結節から始まって，心房から房室結節を通って心室全体へと順に伝わっていきます』

　と答えてくれます．正解．お見事です．おそらくは次の図のような，いわゆる心臓の刺激伝導系を念頭に置いてるんだと思います 図10-2．

　そうです．この心臓内の単なる"日常風景"，右房の天井にぶらさがった"豆電球"が作り出す電気リズムが洞調律です．この"豆電球"は洞結節で，そこが刻むビートがサイナス・リズムですよ，文字通り．

洞調律の診断はP波で

　心臓内の電気の流れを知っていても，最初に提示した心電図 図10-1 が洞調律かどうかという質問には答えられません．
　それには，**洞調律が心電図波形としてどう見えるか**を知る必要があるんです．

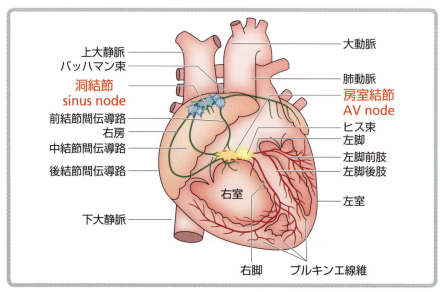

図10-2 心臓は"電気仕掛け"―刺激伝導系―
右房の天井にある洞結節から心房筋，心臓の中心（房室結節）を経て左右の脚から心室筋各所へ電気信号が届けられる．これによりリズミカルな心収縮・拡張が維持される．これが洞調律である．

　心電図を学びたての頃，恥ずかしながら私も洞調律の定義を知らなくて，冒頭のような"なんとなく診断"でカンファレンスで怒られた経験が一度ならずあります（笑）．

　ただ，以下のシンプルな判定法に気づいてからは，どんな心電図でも洞調律かを判定できる自信がつきました．はい，カンタン，カンタン．

洞調律の判定〜シンプル・バージョン〜

① **P波**を探す
② **P波の向き**だけで判定する（**イチニエフの法則**）
　　Ⅰ，Ⅱ，aV$_F$，V$_4$〜V$_6$誘導で陽性，aV$_R$誘導で陰性P波なら洞調律！

洞結節がいつも通り頑張ってます，というのが洞調律の本質です．
その後の心房や房室結節，そして心室もすべてパッシブ(passive)，つまり"受け身"なんです．つまり，心房以下は洞結節の命令通りに順次興奮していくだけなのです．

ですから，洞結節が"豆電球"みたくチッカチカ光る様子が心電図上でとらえられれば，それをもって洞調律の条件にすれば良いハズ．ただ，残念ながら洞結節自身のシグナルは微弱なため，普通はキャッチできません．

…じゃあ，どうするのか？
しかたがないので，洞結節からの指令が一番はじめに反映される**心房**レベルでキャッチしようと考えたのが，偉ーい先人たちです．

心電図では，心房が収縮する様子は**P 波**として表現されるので，結論を言えば，**P 波の様子から洞調律か否かを判定する**のです．わかりました？

そうなると，洞調律の判定には，まずは **P 波がどれか意識する**ことが大事です(**ポイント 1**)．私のモットーとして，なるべく早く"できる"喜びを味わってもらいたいので，ここはひとまず「QRS 波の手前の小さな波」と考えて下さい．後半で不整脈も交えた P 波のとらえ方を扱います．

『でも先生，どの誘導で見るの？誘導が 12 個あって目移りするなぁ．』

という人！まずは **II 誘導**で探してみましょう．胸部誘導なら **V₁ 誘導**もきれいな P 波が出没する誘導として有名です．

さて，P 波を認識したら，横目でレギュラーか否かをチラッと見て，あとはキー誘導での **P 波の向き**をチェックして下さい(**ポイント 2**)．

『えっ？　なになに？　どうして I，II，aV_F，V_4，V_5，V_6 なの？　理由は？』

そう言いたくなる気持ち，わかりますよー．でも，そこはグッとこらえて，ひとまずノリで**「イチ，ニ，エフ，ブイシゴロで陽性」**と呪文のように唱えましょう．そうです，イチニエフ・ブイシゴロですよ！

私はこれを"**イチニエフの法則**"と，あやしげなロシア人風のネーミングで呼んでいます．そして，初学者の方には，深く考えずに何度もくり返し口に出して覚えちゃうことをオススメしています．

こうした知識は，基本すべて先人たちがあみ出した経験則の賜なんです．歴史上の"天才"たちへ感謝しつつ，イチニエフの法則を既成事実として使い倒せる大胆さが，心電図克服のポイントです．

あっ，それと忘れてましたが，**aV_R誘導でP波が下向き（陰性）**なことも一応確認して下さい．これも大事な条件です．ただ，イチニエフ…の条件を満たせば，たいがいアールも OK ですが．次の 図10-3 にまとめます．

肢誘導	P波向き	胸部誘導	P波向き
I	+	V_1	
II	+	V_2	
III		V_3	
aV_R	−	V_4	+
aV_L		V_5	+
aV_F	+	V_6	+

＋：上向き（陽性），−：下向き（陰性），空欄：不問（条件なし）

図10-3 洞調律とP波の向き
洞調律時のP波（洞性P波）の向き．I，II，aV_F，V_4〜V_6誘導で陽性，aV_R誘導で陰性が定義（イチニエフの法則）．あえて理由には深入りせず，口に出してリズムで覚えてしまうのがポイント！

やってみよう！ イチニエフの法則

さて，一つ何かを一つ覚えたら，すぐ実践．
実際の心電図で**イチニエフの法則**を確認してみましょう 図10-4 ．

これは46歳，女性の心電図です．全体としては正常範囲です．
　何拍目でもいいですが，たとえば肢誘導，胸部誘導とも3拍目を赤枠で囲ってみました 図10-4 ．

　スパイク状のQRS波，これはどなたでもわかると思います．P波はこのドデカイ波の直前のちっちゃな波，そう，私は今，左半分ではⅡ誘導，右半分ではV$_4$誘導に着目してみました（ 図10-4 の↓）．きれいな**P波**です．

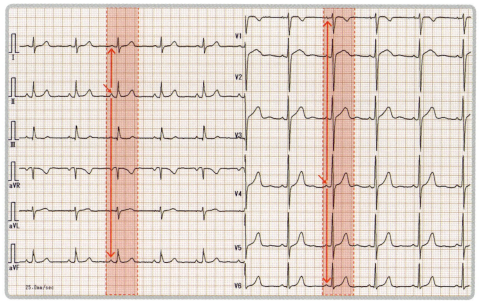

図10-4 早速実践！ 洞調律チェック
P波はわかりやすければどの誘導で見つけてもOK．肢誘導ではⅡ誘導，胸部誘導はV$_4$誘導に着目し，そこから上下に"目を外挿"しながら向きをチェックしてみる（イチニエフの法則）．見事に洞調律の条件を満たすことがわかる．

他の誘導はどうかなと，肢誘導でII誘導から上方に目を移せばI誘導のP波ですし，下方にいったらサン，アール，エル，そしてエフと，P波が明瞭に確認できます．右半分の胸部誘導でも同じようにしてみましょう．もちろん，V_1誘導から下がっていってもオッケーです 図10-4．

　これが**ポイント1**．
　このように，P波さえ認識できたら，あとはイチニエフの法則です．この例ではきれいにイチニエフ・ブイシゴロで上向き，そしてアールで下向きのP波が確認できますから，そう，ドウチョウリツです！　簡単でしょう？

　さらに心拍数は検脈法で求めて下さい．66/分（11×6）と求まりますね（☞第9章参照）．そうしたら，

『心拍数66/分の洞調律です』

と口をついて出てくることでしょう．なんかデキル人みたい！

　そして，ここまで知識を得たところで，最初にお出しした心電図をもう一度眺めてみて下さい 図10-1．P波は見つかりましたか？

　やはりQRS波の直前にいますね．では，型通りイチニエフ，ブイシゴロ…そしてアールは？

　そう．これは**洞調律ではない**と，皆さん胸を張って言えるでしょう．だって，I誘導の時点ですでにP波がネガティブ（陰性）ですから．今まで何でこんな簡単なことに気づかなかったのでしょう！　それにしても，イチニエフ法って本当にカンタンでしょう？

　ちなみに，洞調律のP波の条件は満たさない，このような一見サイナス風の心電図は**異所性心房調律**と呼びます．

い，イショセイシンボウチョウリツ…？

なにやら難しげに聞こえますが，さにあらず．洞結節とは異なった場所が心臓のリズム（調律）を決めてますよっていう，文字通りの名前です．

洞調律の呼び名いろいろ

少しだけ補足をさせて下さい．

もう皆さんは洞調律の診断，できると思います．イチニエフ法を使って．ただ，洞調律でも，心拍数が一定以上遅かったり，早かったりするときには多少呼び名が変わるんです．その確認です 図10-5 ．

これから勉強していくと，いろいろな用語が出てくると思います．

心拍数や脈拍数に関しては，1分間に100回以上なら頻脈，50回未満は徐脈と呼ぶのが約束です．

徐脈の方は60/分で区切る場合もありますが，"100の半分"という意味で50/分未満の場合に洞性徐脈と呼ぶことを私は推奨しています．50〜99/分の場合は，単に洞調律と呼べばいいことになります．

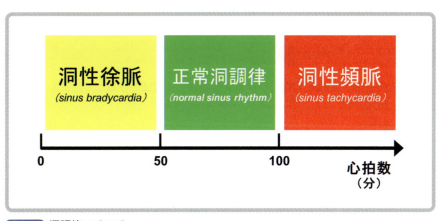

図10-5 洞調律いろいろ
洞調律の条件を満たすとき，心拍数の値で3つの表現がある．洞性徐脈：50/分未満，洞調律：50〜99/分，洞性頻脈：100/分以上．徐脈の境界線が60/分に設定される場合もある．

ですから，イチニエフ法で洞調律と判断し，かつ検脈法で計算した心拍数が120/分なら「洞性頻脈」，42/分なら「洞性徐脈」と表現して下さい．"洞性"の部分に"洞調律ですよー"という主張が込められているんです．

P波の探し方― T-QRSライン法―

さて，洞調律の判定法についてのお話はこれで終わり．ここまで理解できれば，当初の目的は達成しています．

ただ，せっかくP波に対する意識も高まったと思うので，最後に一緒に"パズル遊び"のような演習をいくつかやって終わりたいと思います．

そのための準備から．P波のありかを探すとき，鋭くそびえ立つQRS波の手前にちょこっと居座る小さな波がいたら，それがP波と考えてOKです．多くのケースはこれで間違いなくP波が見つかります．

ただ，P波に関して，ふだんから**"QRS波のすぐ前"**的な認識しかしてないと，いわゆる不整脈，なかでも複雑なものになればなるほど歯が立ちません．なぜなら，不整脈の心電図は，ほぼP波との1本勝負なので．

不整脈診断のキモ

正しい不整脈診断は心電図でいかにP波を正しく認識できるかで決まる！

誰が言ったか，まさに名言，その通り．
どうして**不整脈の診断にP波が重要**なのか？

…それはP波は"神出鬼没"で，様々な場所，ときには他の波形にもぐり込んだりするからです．T波を後方に従えて堂々とそびえ立つQRS波が，どこの誘導でも見失うことがないのとは対照的です（☞第7章参照）．

ただ，難しく考えないで下さい．実はP波を見つけるコツがちゃんとあるんです．それを単純にまとめてみました．

> **P波探しのコツ**
> ① T-QRSラインを意識せよ．
> ② まずはII誘導，ダメなら上下の誘導，最後にV₁誘導は必ずチェック．
> ③ T波，QRS波に紛れた"隠れP波"はいないか？
> 　～P-P間隔の等間隔性を意識せよ～

えっ，ひょっとして難しい話？
いえいえ，シンプルな話ですよ．実例を見たらすぐわかります．順番に説明していきましょう．

まず1つ目．P波に対する認識を根本的に変えること．"意識改革"を皆さんに促したいと思います．私は**"T-QRSライン法"**という呼び名にしています．次の図をご覧下さい 図10-6．

まずは注目する心拍を決めましょう． 図10-6 では右の方のQRS波です．
そこから1拍手前に戻ったところにあるT波のおわりから，注目しているQRS波のはじまりを結ぶ線が私の言う**T-QRSライン**です．

このT-QRSラインは基本的にフラット(flat)，つまり平坦なんです．心室が休憩している時間帯だと思って下さいな．この"無風"のはずのT-QRSライン上に小さな波があったらP波ととらえるのです．

どうです？　徐々に意識改革できてますか？

『こ，この人，なにあたり前のこと言ってんの？』

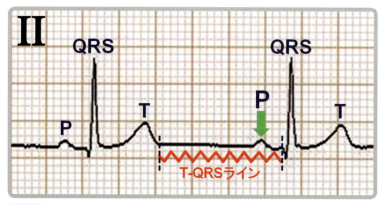

図 10-6 T-QRS ラインで見つける P 波
T 波のおわりと次の心拍の QRS 波のはじまりを結ぶ線が T-QRS ライン．ここは原則"無風"でフラットな線となる．ここにある波は基本すべて P 波ととらえると良い（T-QRS ライン法）．

そう思うかもしれませんね．待って下さい！
　この T-QRS ライン法は，はじめは"QRS 波のちょい手前"と認識していた P 波に対しても当然あてはまりますが，複雑な不整脈の心電図にも対応できます．それを後々実感してもらいます．

　ひとまず次．P 波探しのコツ**その 2**．

『先生，P 波はどこの誘導で見たらいいんですか？』

これもよく受ける質問です．
　P 波を探すといっても，誘導は 12 個ありますからねぇ．何も知らないと，悩んでしまいそうです．いったいどこの誘導に注目すべきか？…答えは明快．それは **II 誘導**です．ここが P 波探しのファースト・チョイス（第一選択）です．

　では，II 誘導で T-QRS ライン法をやってみて，バシッと P 波が指摘できない場合はどうしましょう？

こういう場合は正常な洞調律でないこともしばしばですが，『P波がないー』と騒ぐ前に，まずは上下の誘導を見渡すことはして下さい，最低限．肢誘導でのP波の発見にはⅡ誘導がおおむねベストですが，人によっては他の誘導が見やすいこともあるからです．これが"上下を見渡す"の意味です．

それでもP波がなかったら…最後に見るのはV_1誘導です．**胸部誘導では圧倒的にV_1誘導がP波の認識には優れている**ことは知っておくべき大事なポイントです．もちろん，ここになくてもV_2以下の誘導を一応はチェックして下さいね．

「Ⅱ誘導→上下→V_1誘導→その下」という流れでP波を探してもない場合…そのときはオカシナ不整脈の臭いがしてきます．このテキストはあくまでも入門編ですので，以降の詳細は扱いませんけどね．この感覚が非常に大切ですよ．

応用問題—その1—

では早速練習．P波が"当たり前"の位置にいるようなのは，皆さんにとってはジョーシキなので，少しだけ骨のあるものを3つほど．
では最初．次の心電図 図10-7 でP波はどこにいますか？

R-R間隔もレギュラーですし，パッと見おかしそうに見えない心電図ですね．
仮にいま"P波はQRS波の直前"という認識しかしなければ，『ひょっとしてP波がない？』という間違った認識をしてしまうかも．

ただ，本当にそうでしょうか．ノン，ノン．ちゃんとありますよ，P波は．
私たちはもはや**T-QRSライン法**でP波を見つけるのでした．さぁ，誘導はⅡ誘導から見るでしたね．実際にⅡ誘導だけ拡大して取り出します 図10-8A．

うーん，いますかね，P波．
QRS波は間違わないので，はじまりを実線で描きます．T波のおわりの方はだいたいでいいので，点線でマーキングしてみました 図10-8B．これでT-QRSラインがわかりますかね．

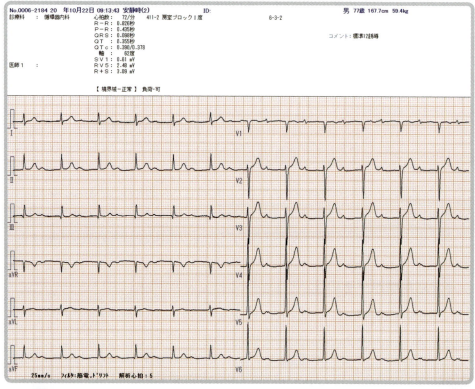

図 10-7 P波どうでしょう？—その1—
77歳，男性．何とかうまくP波を見つけて下さい．

　す，すると，フラットなはずのT-QRSラインのスタートにいきなり小さな波が…矢印（⬇）で示しました．そうです，これが **P波** でいいんです 図10-8B．QRS波と同様，こちらの波も等間隔に並んでいますね．

　せっかくP波を見つけたら，心電図 図10-7 に戻って下さい．P波が認識できたら，次はもちろんイチニエフ法ですね．一緒にどうぞ．
　…そうなんです！　イチニエフ・ブイシゴロで上向き，アールで下向きになってますから，**洞調律** でいいんです，これでもね．

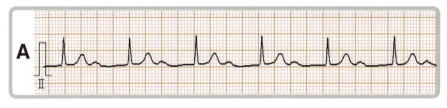
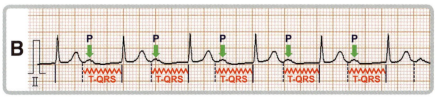

図 10-8 Ⅱ誘導のみ抜粋（図 10-7 と同一症例）
Ⅱ誘導のみ抜粋（A）．T-QRS ラインを意識することで P 波の存在が浮かび上がる（図 B 中⬇）．
長い 1 度房室ブロック．

　細かい診断を紹介することが本意ではありません．でも，P 波と QRS 波との間隔がだいぶあいてしまうこの異常は，「1 度房室ブロック」という名称です．一応ね．

応用問題―その 2―

　T-QRS ライン法を使えば，ちゃんと P 波が見つけられたでしょ？　では次．次の心電図をご覧下さい　図 10-9 ．P 波はどうですか？

　これも R-R 間隔もレギュラーで普通そうですが…．
　でも，パッと見おかしくないですか？　P 波を探そうとすると，QRS 波のすぐ前にはいなそうですし…うーん？

　別に難しく考える必要などありません．型通り Ⅱ誘導の T-QRS ラインから詮索してみましょう　図 10-9 ．

　うーん，ない．ないですね P 波が．どこにも．

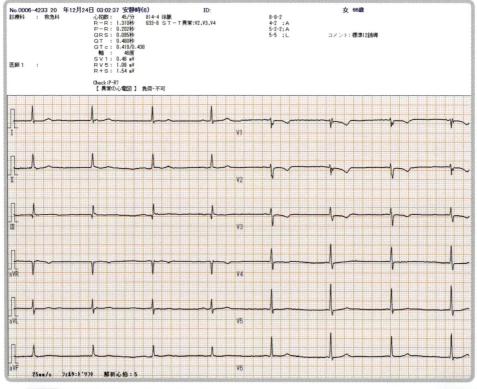

図10-9 P波どうでしょう？─その2─
66歳，女性．そもそもP波はあるか？

　上を見てⅠ誘導，次にⅢ，aV_R，aV_L，aV_F誘導と下方を眺めるのでした．こ こらでT-QRSライン法をやってみても，やはりP波はありません．他も見渡 しますが，それでもなければ，最後にすることは…そう**V₁誘導**です．

　ただ，V₁誘導でもT-QRSラインをチェックしてもP波はありません．
　さらに他を見渡しても…そう，ホントにP波は存在しないんです．今の段階 では，自信を持って**P波がない**ことが宣言できたら十分です．

　ちなみに脈が遅そうですね．検脈法で48/分と**徐脈**の診断が出ます．

この心電図は正式には「房室接合部補充調律」と診断され，心電図でP波が出なくなる洞(機能)不全症候群の女性で記録された心電図です．

応用問題―その3―

さてさて．3つ目，最後の応用問題をやって終わります．P波はどうなっていますか？　次の心電図 図10-10．

まずは検脈法で心拍数を把握してみましょうか．ええ，54/分(9×6)で正解．さて，R-R間隔はどうでしょうか？　レギュラー？　それともイレギュラー？

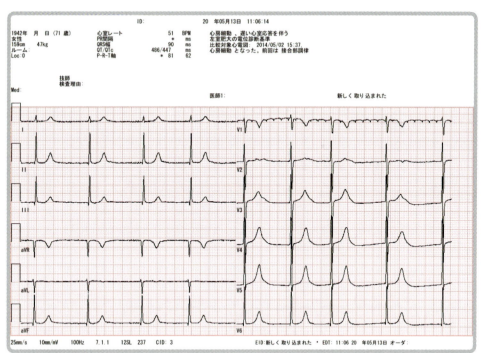

図10-10 P波どうでしょう？―その3―
71歳，女性．一見，P波はないようですが…V₁誘導に目を疑う光景が！？
よく見るとR-R間隔はイレギュラー．心拍数は54/分(検脈法)．

…左から丹念に見て下さい．こ，これは**イレギュラー**ですかね．不整脈でしょうかね．

さぁ，今話題の P 波についてはどうですか？
まず II 誘導で T-QRS ラインをなめるように眺めましょう．なさそうですね，P 波．こういうとき，1 個だけでなく，**左から右へ観察できる T-QRS ラインをすべてチェック**して下さい．これも大切な点です．

II 誘導がわかりづらければ，上下の誘導をジーッと眺めるのでした．この流れも身につきましたでしょうか？

肢誘導全体を見ても，やっぱ P 波はいなそうに思います．『もうないかな，P 波…』と思う前に，もう一つ．そう，ブイワン（V_1 誘導）ですね．必ずチェックして下さい．次の図に V_1 誘導のみ抜き出して拡大してみました 図 10-11．

さぁ，どうでしょう？
やっぱり注目して欲しいです．今回，あれだけ強調した T-QRS ラインを．
…そう言われると，何かいませんか？

細かくウジャウジャ見える小波．そうです，コレ"P 波"ですよ．心房の"痙攣"を反映してるとされ，いわゆる**心房細動**と呼ばれる不整脈の一種です．何度か登場しましたでしょ？　うーん，でもコレは難しいですね．P 波というか，心房興奮波が V_1 誘導にしか見えないなんて．だいぶ特殊な方だと思います．

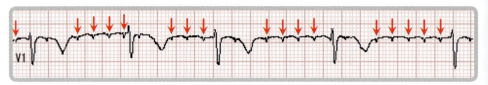

図 10-11　V_1 誘導のみ抜粋（図 10-10 と同一症例）
V_1 誘導のみを抜粋した．T-QRS ラインに細かな波がたくさんありますね？　これは何でしょう？　詳細は本文参照．

でも，心電図の読み方は何も変わりませんよ，いつもね（☞第 11 章参照）．
今回ご紹介した **P 波の探し方**をきちんと心得ていれば，なんとかなるものです．パズルを解くようなワクワク感，少しは伝わったかなぁ．

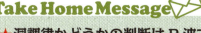

これで 10 話はすべておしまいです．どうでしたか？

今回は，**イチニエフ法**による洞調律の判断を学んでもらい，さらに発展してとっておきの P 波ハンティングの方法を伝授しました．**T–QRS ライン法**を使って，どの誘導をどの順序で見ていくのか，もう一度よく見直してみて下さいね．

さて，基本的な話を終え，次回からは心電図を実際に読んでみようというスタイルでお送りします．皆さんなら楽しみに思ってくれるはずです！

Take Home Message

★ 洞調律かどうかの判断は P 波で！
　① P 波を探せ（T–QRS ライン法）
　② P 波の向きをチェック（イチニエフ法）
★ 洞調律×心拍数で呼び名あり（洞性頻脈，洞性徐脈など）．
★ P 波をうまく見つけること──それが不整脈攻略のカギ！

第11章
「正常か？」で見る超簡単！心電図チェック法
〜前半戦〜

　前回までで**全10回**，心電図の"いろは"に関する講義を終えました．
　できるだけ難しい話は避け，覚えなきゃダメ的なことは何も言わなかったつもりです．何とかついてこれたでしょうか？

　もちろん，扱った項目は，ごくごく初歩の"サワリ"的な内容ばかりですので，これだけで心電図をマスターしたとは言えません．

　でも，それでもできることはあります．私は，心電図勉強会の最後には必ずホンモノの心電図を丸ごと読んでもらっています．たとえ初心者向けであっても．

　10回で出てきた内容に，ほんの少しだけ知識をたせば，全然可能なんですよ．ある程度のレベルまでの心電図を読むことは．さぁ，試してみませんか？　コンセプトは，ズバリ

　『あなたの見ている**心電図は正常ですか？**』

　それにはいくつかのチェックが必要になるので，そのやり方を学びましょう．

　同僚の小笹先生に登場していただき，心電図の基本的な読み方について2人であれこれディスカッションしてみました．皆さんは，その様子をライブで一緒に聞くつもりで参加してみて下さい．

　『今までハンパなく苦手だった心電図がここまで読めるようになった！』

そんな風に感じられる，そんなセッションを目指そうと思います．前半戦はチェック項目の解説からはじめ，次回の後半戦に実際の心電図を用いた演習を行いたいと思います（☞第12章参照）．では，スタートです！

 杉山裕章（すぎやまひろあき）：著者

 小笹寧子（おざさねいこ）：京都大学医学部附属病院循環器内科

 では，小笹先生，簡単なご紹介をよろしくお願いします．

 小笹です．私は心臓リハビリや心不全を専門にしている循環器医です．

 先生は12誘導はもちろん，他に運動負荷心電図や心肺運動負荷試験（CPX）のご経験も豊富で，僕とは若干違った視点で心電図に接してる気がしています．よろしくお願いします．

 実は私，たくさん出されてる先生の著作のファンです（笑）．非常にわかりやすい切り口で心電図を語られるので，若手の先生やコメディカル・スタッフへの推薦図書などにも挙げているんですよ．

 それは大変恐縮です．えーっと，では本題．先生とは"正常とは何か"を意識して心電図の基本的な読み方を考えてみたいなぁと思ってます．僕の信条は「正常を　知らず異常の　議論なし」なんで，ハイ．

 五・七・五になっていて，キー・メッセージですかね，それ．目の前の心電図がどうなら正常といえるのか，その視点，楽しみです．

 次の心電図をサンプルにして説明していこうと思ってます 図11-1．実はこれ，なんと90歳・女性の心電図なんです．認知症もまったくない，まさに健康超高齢者です！

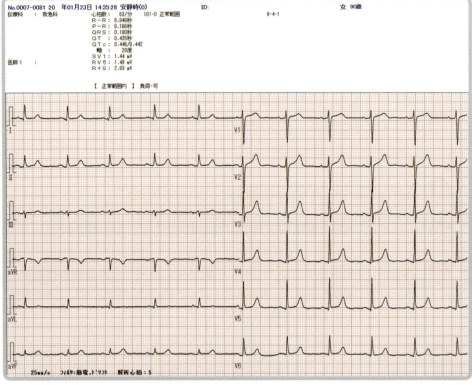

図 11-1 正常なサンプル心電図
90歳，女性．心電図上はまったく異常を指摘できない．以下，サンプル心電図と呼ぶ．

どの順に何を見る？─チェック項目─

では，はじめます．『その心電図は正常か？』と一口で言っても，実際にはどんなチェックが必要なのか，はじめに列挙してみました．今はサッパリかもしれませんが，ここは我慢．イメージ図も一緒にどうぞ 図11-2．

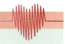

正常かで見る心電図チェック

1) R チェック×3（R3）
   ① **R**-R 間隔はレギュラー（**R**egular）か？
   ② 心拍数（**R**ate）は正常範囲（50〜100/分）か？
   ③ リズム（**R**htyhm）は洞調律か？
2) QRS 波チェック
   ① 異常 **Q** 波はないか？
   ② スパイク・チェック（**R** 波）…（a）向き，（b）高さ，（c）幅
3) **ST** 部分チェック（基線から 1mm 以上の逸脱はないか？）
4) **T** 波チェック（イチニエフ・ブイゴロクに陰性 T 波はないか？）
5) **バランス**チェック（P-QRS の距離は適切かつ一定か？）

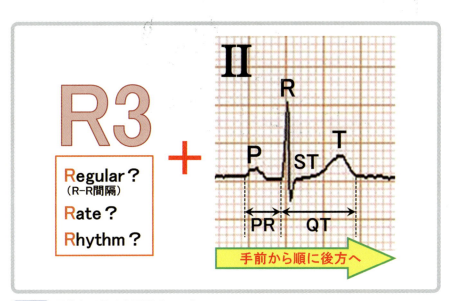

図 11-2 正常かで見る心電図チェック
はじめに 3 つの"R"チェックをして，その後は典型的なピクット（P-QRS-T）波形の順番をイメージしながら，素直に前から後に向かって読みましょう！

なるほど！『心電図はオッケーですよ』と言うためにも，けっこうな項目をチェックしないといけないんですね．フムフム，そうくるかという感じです．

 何度か練習していくうちに覚えてしまうかもしれませんが，一応，ヘタクソな語呂合わせを作ってみました．

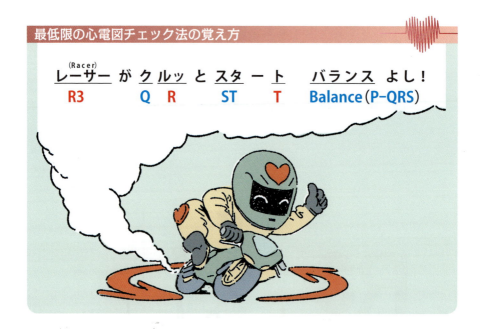

最低限の心電図チェック法の覚え方

レーサー　が　クルッ　と　スタート　　バランス　よし！
(Racer)
R3　　　　　Q　R　　　ST　　T　　Balance(P-QRS)

 な，なんかイラストもかわいくてバッチリですね．先生流というか，ユニークなやり方ですね．実際にどうやって心電図をチェックするのか，解説が待ち遠しいです！

3つのRチェック

 では，早速チェック項目を一つずつ扱います．はじめは3つのRからチェックしていきます．具体的に示します．

3つのRチェック

① R-R 間隔 ――→ レギュラー(Regular)か？
② Rate(心拍数) ――→ 心拍数 50〜100/分か？
③ Rhythm(調律) ――→ 洞調律の基準(P 波)を満たすか？

 "レーサー" からですね．1つ目は R-R 間隔の "R" ですね．

 レギュラー(Regular)の "R" と考えてもらっても大丈夫です．QRS 波どうしの間隔が R-R 間隔でしたが，こちらは厳密に定規で測って…などの必要はまったくなし．あくまでも "見た目" で十分だと思います．

 なるほど．これはすぐにチェックできますね．2つ目は心拍数ですね．いわゆるレート(Rate)ですが，これも先生の検脈法を使えば，すぐですね(☞第9章参照)．心拍数の計算には，他にもいろいろなやり方がありますが，このやり方に慣れたら，もう他には戻れません，ワタシ(笑)．

 ハハハ…(笑)．検脈法で計算した心拍数が 50〜100/分の範囲に入っているかが大事です．

 心拍数が 100 以上なら頻脈というのは有名なので，下の方の徐脈基準はその半分と考えたら OK ですかね．

 ええ．それだと覚えやすいですかね．サンプル心電図 図11-1 は一見して R-R 間隔はレギュラーで，QRS 波も左右で 5+6 で 11 個なので，心拍数は 66/分になりますか．これは OK ゾーンです．

 そして…3つ目はリズム(Ryhthm)の確認．これも見事に "R" です．つまりは洞調律かどうかを判定せよってことでしたね．先生の確認法，イチニエフ法って，私はお気に入りですよ．イチニエフ・ブイシゴロって何度も

言ってたら，頭から離れなくなってきました（笑）．

呪文のようでしょ？ 教科書にはよく「P 波の電気ベクトルが…」などウンヌンカンヌン書いてあります．そんなの要らないんですよ，ホントにね．

細かい原理まですべて理解しないと心電図は読めないんじゃないかって，私も研修医のときまで思ってました．教科書にも書いてあるし，やっぱ覚えなきゃいけないのかなぁとか…．

そうですよね．でも，たとえばスマホ，あれっていろいろアプリってあるじゃないですか．最近はほんとあらゆるアプリがありますけど，コードというか，プログラミング・コマンドをいちいちすべて確認して，そしてそれを理解してから使いますか？

いいえ．もちろんしません．"使えてナンボ"っていうストレートな主張ですね，先生の．

ええ．それが私の一貫した哲学の一つです．心電図って実学ですし，しくみの理解に躓いてその先進めなかったら元も子もないですよね？

そうですね．P 波をきちんと認識して，**イチニエフ・ブイシゴロで上向き**，そして**アールで下向き**ならサイナスと瞬時に判断して次に行くのが実践的ですね（☛第 10 章参照）．

洞調律の判定〜シンプル・バージョン〜

① **P 波**を探す（T-QRS ライン法）
② **P 波の向き**だけで判定する（**イチニエフ法**）
　　I，II，aV$_F$，V$_4$〜V$_6$ 誘導で陽性，aV$_R$ 誘導で陰性の P 波なら**洞調律**！

はい．ショートカットで(笑)．90歳のサンプル心電図 図11-1 も洞調律の条件をバッチリ満たしています．それと，P波の見つけ方として紹介したT-QRSライン法，これをぜひ活用してもらいたいですね．

一つ前のT波から次のQRS波は本来平坦であることを利用してP波を見つけていく方法でしたね．P波がQRS波の少し前にあって，平然とP-QRS → P-QRS →…→ P-QRS と並んでいるような状況では仰々しく感じますが，そうじゃない場合には俄然有用なのかなと思いました．

さすが，その通り！　ちなみに，この3つのRチェックのどれか一つにでもひっかかる場合，それは不整脈の存在を想定すべきなんです．今回はあまり詳しくは扱えないんですけれど．

へぇー．実は不整脈スクリーニングになっているんですね，この3つが！簡単そうに見えて何だか奥深いですね．

QRS波のチェック①―異常Q波―

では次．話題をQRS波の方に移しましょう．チェック項目をまとめました．大きく分けて2つです．

QRS波のチェック

① 異常Q波はないか？
② QRS波の様子観察（スパイク・チェック）：R波　(a)向き，(b)高さ，(c)幅

1つ目は異常Q波で，もう一つはQRS波全体のチェックということでしょうか．QRS波チェックは3項目ありますね．向き，高さ，そして幅ですね．

ええ．では，まず Q 波から．上に"異常"をつけて異常 Q 波のチェックです．その人に壊死した心筋があると出てくるでしょ，異常 Q 波って．

普通は古い心筋梗塞のサインですよね．陳旧性心筋梗塞．

循環器のお医者さんはそこらへん敏感でしょうけど，陳旧性ですと患者さんは何も症状を訴えないので，見る方がきちっと意識して心電図をチェックしないと見逃しちゃうわけです．

教科書には「R 波（陽性波）があって，それよりも前に陰性波があれば，その最初のを Q 波と呼ぶ」みたいに説明されてますけど，なんか"辞書的定義"でわかりにくい….

「一つの例外も漏らすまい」みたいな表現でしょ，それって．それが初学者にはキツイですよね（笑）．QRS 波が下向きの波からはじまってたら，それが Q 波ですよ，でいいのに．

たしかに，そうですね．でも，Q 波って誘導によってあったりなかったり，あっても正常だったり異常だったり….そこらへん明確ですと，はっきり自信が持てそうですが．

別に簡単ですよ．まずは"存在"に敏感になりましょう．下向きの波ではじまるのが Q 波ですから，慣れるまでは誘導に丸印をつけちゃって下さい．最初のサンプル心電図 図11-1 なら，どうでしょう？

えーっとー，Ⅰ，aV$_L$，V$_4$〜V$_6$ 誘導には最初に小さな陰性の波がありますね．

そう．先生のご指摘通りイチエル・ブイシゴロに q 波があります．小文字にしたのはちっちゃいので正常だよってニュアンスを出すためです．ちなみにこの誘導の組合わせ，何か思い出しません？

イチエル・ブイゴロクは側壁誘導ですよね．先生の講義でも何度か登場しました．心臓を左から眺める誘導でした（☞第6章参照）．

 ご名答．V_4 は V_5 の隣の誘導でしたから，ときどき仲間入りするんです．では，この波が異常かの判断は次の2段階スクリーニングが便利です．まとめと図で示してみました 図11-3．

異常 Q 波チェック

① **V_1〜V_3 誘導**ではいかなる Q（q）波でもアウト！
② それ以外の誘導では **幅 1mm 以上** あったらアウト！　　**組合わせ**も大事！

---

① **V_1〜V_3誘導ではQ波は常に異常**

② **それ以外では幅1mm以上なら異常**
（aV$_R$誘導は無視してOK）

③ **"仲良し誘導"を意識せよ！**

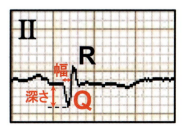

図11-3 異常 Q 波の見つけ方
V_1〜V_3 誘導で QRS 波が陰性波からはじまっていたら①基本的に異常．aV$_R$ 誘導を除いて，それ以外の誘導では幅をチェック．② 1mm 以上ならアウト．深さ基準はひとまず気にしない．③ "仲良し誘導" で 2 つ以上ないときに病的意義を議論しても無意味．

 先生の読み方はいつもシンプルかつ明確ですよね．スゴイ．3 つのポイントがあるんですね，Q 波攻略には．まず最初のチェックは V_1〜V_3 誘導か

らですか？

そう．V_1〜V_3 誘導って，胸部誘導の右上半分の3つですよね？ この3つには，どんなに小さな Q 波（any Q）であっても，見つけたら異常と考えて下さい．"Any Q-wave in lead V_1〜V_3 is always abnormal" です．

"any" が大事ですね．そこにあったらアウトというのは厳しい基準ですが，言ってること自体はシンプルですね．

ですね．では次．Q 波の2つ目のポイントに移ります．V_1〜V_3 以外の誘導に着目しましょう．そう，肢誘導と V_4〜V_6 誘導のことです．

へぇー．ここは幅で見るんですか．たしかに，異常 Q 波は幅が重要とはよく聞きます．

モノの本では「R 波の高さの 1/3（または 1/4）以上の深さ」とか書いてありますけど，煩雑ですし，この深さ基準は当面忘れてもらいましょうか．

正常と異常の境界が幅 1mm なんですね．1mm っていうとすぐ超えてしまいそうですが，90歳の正常心電図 図11-1 でも，イチエル・ブイシゴロの q 波はほぼ線状でほっそりしてたので，これは異常じゃないと．

ええ．1mm というと，Q 波としては相当太いんです．ただ，たとえばⅢ誘導とか aV_L 誘導でもいいですが，1個でも 1mm 以上なら異常だと騒ぐかと言ったら，そうではないんです．最後にしれっと書いたでしょ．

たしかに．3つ目のポイントですね！ 組合わせが大事というのは？

別に難しいことじゃないんです．今までの講義でも強調してきた"仲良し誘導"の話ですね，これも 表11-1 を見て下さい．

表 11-1 よくある誘導の組合わせ

異常 Q 波や ST 上昇だけでなく，心電図の世界では頻回に登場する組合わせ．元を辿れば「どの方向から見ているのか？」にゆきつく（第 6 章図 6-5 参照）．

I，aV_L，V_5，V_6	側壁	イチエルゴロク
II，III，aV_F	下壁	ニサンエフ
(V_1)V_2，V_3，V_4	(心室中隔)前壁	それ以外

- 左とか下とか前からって話ですね．これも何度も登場したので，皆さんの頭にも定着してるかなっと思います．

- この組合わせの中の **2つ以上** を強調したいです．III 誘導だけじゃなく，他に II か aV_F 誘導にも幅 1mm 以上の Q 波があってはじめて「異常 Q 波」と診断しちゃって下さい．

- なるほど．2つ以上のコンビネーションが大切と．では，単独の場合はどうしたら？

- 僕は "異常" とつけずに，単に **Q 波** と呼ぶことにしてマス．無視せずに一応指摘はしていますよ．あ，ちなみに aV_R 誘導に幅広 Q 波が出ているのにしばしば遭遇しますが，これは飛ばして OK です．

- **aV_R 誘導は無視** と覚えるよりも，2つ以上の組合わせの相手がいないから問題にならないと考えたら，スジが良さそうですね．メデタシ，メデタシ．

QRS 波のチェック②—スパイク・チェック—

- では，次．Q 波の次は QRS 波 "本丸" のチェックです．勝手に **スパイク・チェック** と名付けてます，私は．項目はズバリ 3 つ．(a)向き，(b)高さ，(c)幅の順で確認しましょう．

- チェックは 3 項目あるのですか．ところで先生，(b)高さと(c)幅という

のはだいたいわかりますが，(a)の向きというのはどんな内容でしょう？

これはですね，ホントは「QRS電気軸」に触れたいんです（☛第3章参照）．でもね，デンキジクなんて聞くと，ベクトルだなんだの難しい話に聞こえて100パーみんな寝ちゃうので，初学者セミナーではやめたんです．心電図セミナーをたくさんしてわかったんですよ．

たしかに．私も研修医の先生やコメディカルから「電気軸がわからないんですよ」と質問されるんです．でもチェックはどうするんですか？

ズバリ"洞性P波と同じ向き作戦"（笑）．こんなこと言ってるの，僕だけかも！？ 3つ目のRチェックで，洞調律か確認するわけですが，それと同じイチニエフ・ブイシゴロ誘導のQRS波を見て上向きならそれでOKとしちゃいましょう，QRS波の「向き」は．

「洞性P波」というのは，洞調律のときのP波ということですね．へぇー，なんか新鮮．たしかに電気軸の異常ってⅠ，Ⅱ，aV$_F$誘導のQRS波の向きがおかしくなりますしね．

ええ．V$_4$～V$_6$誘導に関してはムダなチェックかもですけど，それはそれでいいかなと．"正常か？"チェックにわざわざ「QRS電気軸偏位」なんて高尚な言葉はいらない，要らない．QRS波の向きがオカシイことに気付けば十分です．

先生がときどき見せる大胆なまでの"割り切り"というか，心電図を知り尽くした人が言うとなぜだか納得しちゃうんですよね．

ハハハ…．僕自身が複雑な話はキライなんです．だから皆さんに伝えるときも，できるだけシンプルでわかりやすい方法はないかと常に考えてるんです．ちなみに，洞調律のP波を意識することはT波にも当てはまるんです．これも後でちょっと述べますけれど．

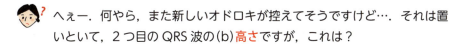

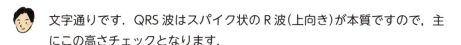

へぇー．何やら，また新しいオドロキが控えてそうですけど…．それは置いといて，2つ目のQRS波の(b)高さですが，これは？

文字通りです．QRS波はスパイク状のR波（上向き）が本質ですので，主にこの高さチェックとなります．

QRS波は高すぎても低すぎてもいけないわけですよね．高すぎると高電位差，逆に低すぎると低電位差という所見で呼ばれますしね．

ええ．もちろんそういう診断名があって，各々何ミリならどうこうって診断基準もありますよね．でも，"楽しむ心電図"では，そんな暗記は御法度なんです（☛第3章参照）．

…というと？　では，定性的な話ってことですか？

うーん，というか直感的？　むしろ，次の図に示したように目を動かして，状況をおおまかにとらえていく練習をしてくれませんか？ 図11-4　これを目の"ジグザグ運動"と呼んでます，僕．

ははは．またユニークな表現（笑）．こうやって漏れなくチェックする姿勢が大事ですね．どうなると異常でしょう，QRS波の高さは？

ある程度見慣れる必要もありますが，大きすぎる方がカンタンですかね．図11-4 の心電図で胸部誘導を見て下さい．下半分です．どんな印象でしょうか？

上下のQRS波が密集してるというか…どこまでがV₅誘導なのかとかわかりにくいですよね．

そうそう，まさにそれ．胸部誘導は，V₁誘導から真下に降りていくにつれて，上向きのR波というのは基本的に背が高くなっていきます．当然

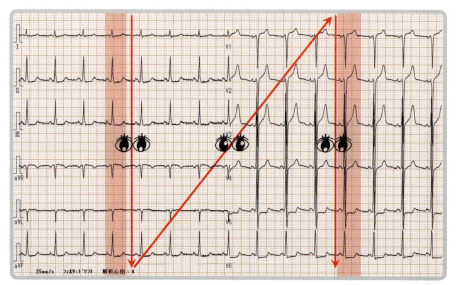

図 11-4 目のジグザグ運動をせよ！
肢誘導を上から下へ順に．一番下までいったら胸部誘導に目を移して，また上から下までザーッと見ていく．QRS 波，ST 部分，T 波すべてのチェックで使える目の動かし方（ジグザグ運動）．慣れたら 3 つ同時にチェックできる．

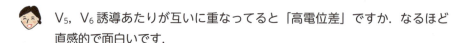
一番高くなるのは V₅ ないし V₆ 誘導あたりなんですけれど，この上下がくっついた"密着感"があったら，QRS 波は高すぎる，これだけで OK ですよ．

V₅，V₆ 誘導あたりが互いに重なってると「高電位差」ですか．なるほど直感的で面白いです．

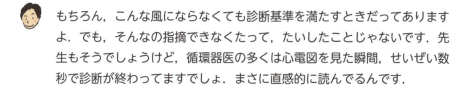
もちろん，こんな風にならなくても診断基準を満たすときだってありますよ．でも，そんなの指摘できなくたって，たいしたことじゃないです．先生もそうでしょうけど，循環器医の多くは心電図を見た瞬間，せいぜい数秒で診断が終わってますでしょ．まさに直感的に読んでるんです．

たしかに，どこどこ誘導が何ミリでなんて調べて診断してはないです，言

われてみると．それこそ"直感"で読んでるのかも．じゃあ，逆に低いというか，小さすぎる方はどうでしょうか，先生？

QRS波高が高すぎるのに比べて，「低電位差」と指摘できる状況は圧倒的に少ないです．だから，あまり本気出さなくていいですよ(笑)．

またぁ．肢誘導なら5mm，胸部誘導は10mm未満(ともに振幅)という診断基準がありますが，あまり数字にしばられるなっていうのが先生のメッセージですよね．

その通り．ある程度見慣れてこないと難しいですが，「あ，QRS波がだいぶ小さいかな？」という印象を大事にして下さい．まぁ，やっぱり大切なのは"見た目"ですかね．これで波高チェックも終わりです．

3つ目の(c)幅ですが，これはQRS幅が0.12秒（120ミリ秒[ms]）を超えるとワイド(wide)でしたよね．先生の表現では3目盛りになりますけど．

そうです．これも厳密に測る必要などはなくって，あくまでも見た目で大丈夫です．明らかにナロー(narrow)ならセーフですし，微妙かなと思ったら12誘導全体を見渡して，一番ワイドそうな誘導で幅を測って下さいね．

脚ブロックとか，心室に関連した不整脈とかでワイドになりますよね．これでQRS波チェックも終わりですね．Q波があるかないか，そしてQRS波の向き・高さ・幅と．慣れたら目のジグザグ運動一発で終わりそうです．

90歳のサンプル心電図でも確認しておきましょうか 図11-1．

はい．えーっと，I，aV$_L$，V$_4$〜V$_6$誘導のq波は正常として問題ない範

囲ですし，QRS 波に関しては，向き OK，高さも高すぎず低すぎずで OK，そして幅も狭くて OK ということになります．

ST 偏位のチェック

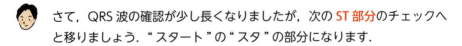

さて，QRS 波の確認が少し長くなりましたが，次の ST 部分のチェックへと移りましょう．"スタート"の"スタ"の部分になります．

ST 部分って，低下や上昇が虚血性心疾患にからんできますよね．緊急カテをするかとか，開業医の先生ならどのタイミングで専門医に送るべきかの判断で心電図が担う役割は大きいと思います．

その通りです．まずは簡単なおさらいから．ST 部分とは，QRS 波のおわりと T 波のはじまりとをつなぐ部分のことです．ST 部分が低下している，あるいは上昇しているという判定は，基準線に対して ST 部分を代表するポイントがどの高さにあるかで判定します．これを図に示しました 図 11-5．

先生の言う基準線とは T-P ラインのことですね．

さすが！ 運動負荷心電図をたくさん担当されていますしね，先生は．それと同じです．P 波は消えたり，あちこちに移動したりもするので，絶対に動かない T-QRS ラインがリファレンスと言う方がより正確ですが．

あっ！ 隠れた P 波を探すときに注目した T-QRS ラインが，ここでも登場しましたね．ここは原則フラットでしたから，"±0"の基準としても使えるなんて便利です．ST 部分の代表ポイントというのは？

QRS 波の終末というか，一番最後の部分に J 点という名前をつけて，ここの高さで判定する約束になっています．T-QRS の基準線に対して，J 点が 1mm 以上高ければ ST 上昇，逆に下がっていたら ST 低下と呼びま

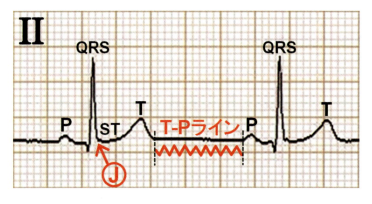

図 11-5 ST 上昇・低下の基準はどこ？
ST 部分は本来 T-P ライン（より正確には T-QRS ライン）と同じ高さのはず．基準線に比べた J 点（QRS 波のおわり）の位置で ST 偏位を議論する．±1mm まではセーフと考える．

す．ST 低下は J 点よりちょっと後（うしろ）を測るやり方もありますが，まずは気にせずに．

 上昇も低下も **1mm 以上を有意な偏位と考える**のですよね．説明図 図 11-5 のように，J 点は基本的に基準線（T-P または T-QRS）と同レベルで，上にも下にも 1mm 以上ずれたらダメということで．

 ええ．この ST 変化のチェックは全部の誘導で漏れなくして下さい．これも目のジグザグ運動ですよ．肢誘導，そして胸部誘導と滑らかに目を動かして下さいね．

 よくわかりました．こうやってチェックして **ST 上昇**を見つけた場合，胸痛などの症状でやってきた患者さんなら，グッと緊張感を増すわけですよね？

ええ．難しいことは考えず，ひとまず**胸痛＋ST上昇なら急性心筋梗塞を考える**習慣をつけましょう．ST低下よりも迅速な判断が必要になることが多いです．

ST上昇型心筋梗塞，いわゆる"ステミー(STEMI)"の場合，梗塞が起こりつつある左室壁を担当する誘導でSTが上昇するんですよね．異常Q波のところで学んだ"よくある組合わせ"の表がここでも生かせますね 表11-1 ．

ええ．誘導の組合わせは実は3〜4個しかないので，余裕があったら覚えたらいいでしょう．でも，実はどこの部位の心筋梗塞であれ，胸痛があってST上昇があったら，することは一つ…ですよね？

緊急心臓カテーテルですね．循環器科のある病院ならカテ室に直行ですし，クリニックや診療所なら救急車で専門病院へ搬送です！

胸痛はもちろんですが，絞扼感や漠然とした違和感でも，思わせぶりな**胸部症状**を訴える患者さんの心電図では，十分過ぎるくらいST変化がないかをチェックして下さい．

救急外来を担当する医師の心構えの一つですよね．ところで先生，ST低下の方は，どの誘導ならどこの場所みたいなのはしちゃいけないんですか？　これ，よく聞かれる質問なんですけど．

鋭い質問ですね．先生のおっしゃる通り，ST低下の場合，上昇とは違ってどの誘導なら虚血がどこみたいな議論は一般的にできません．というか，心筋虚血によって一過性にST低下を生じるとき，ほとんどの場合はⅡ，Ⅲ，aV_F，そしてV_5，V_6誘導なんで．

ニサンエフとブイゴロクですね．QRS波高がしっかりしてる誘導ほどST低下が起りやすいみたいな話，聞いたことがありますが．それでよろしいです？

それで大丈夫です．もちろん，詳細な理由は不要です．心電図学の立派な"経験則"の一つです．

 ときどき，まあまあ専門医の方でも『V₄～V₆誘導のST低下だから回旋枝（側壁領域を灌流することが多い）の病変だな』みたいな人がいますが….

 正確には誤りです．もちろん，偶然ヒットすることもあるでしょうが，たまたまです，それはね．最後の議論も臨床的には大事な点です．

ST偏位の部位と虚血部位

ST偏位の誘導から虚血・梗塞の部位推定ができるのは **ST上昇のみ！**
（ST低下のときはダメ）

T波のチェック

 先生，終盤ですね．今度は"スタート"の"ト"の部分，**T波**ですか．

 ええ．"ピクット"でいうところの最後の波形がT波で，鋭いQRS波の背後に控える中くらいの波でした（☞第7章参照）．このT波，教科書にはいろいろな異常があるから覚えようみたいに書いてありますよね？

 たしかに．ツンと高くなったら「テント状T（波）」とかいって心筋梗塞の急性期だとか，先生のお嫌いな電解質異常で出るとか出ないとか（笑）．

 ハハハ…高カリウムですかね．でも，これもカチッとした定義もないですし，もともとT波形には個人差が大きいんで．

 別に何ともない普段からT波がご立派な患者さんもけっこういますよね．

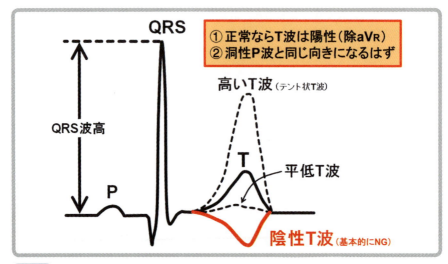

図 11-6 肩肘はらない T 波との接し方
T 波は，高すぎたり，逆に低すぎる異常は指摘しようと考えない．陰性 T（波）にしぼって見つけ出す姿勢で十分です！

 そうなんです．高すぎる方があったら，当然その逆もあるわけで，低すぎる T 波は平低 T（波）またはフラット T とか言われますでしょ．

 QRS 波の高さと比べて 1/10 みたいな基準でしたかね，たしか．1/20 以下と書いてある本もあった気がします．

 そういうのって計測します？　ややこしいでしょ．ですから，僕流のオススメは，T 波は高くても低くても気にしない作戦です 図 11-6．特に初学者・非循環器医の方は T 波とはアッサリつき合う方がいいと思います．

 なるほど．先生の"省エネ作戦"って，頷ける部分が多いなといつも感じています．たしかに，仮に平低 T 所見だけで，他に何にもない人が重大な急性疾患だぞってケースも稀でしょうし．

 そうなんです．心電図とうまくつきあうコツに"あまり手を広げ過ぎない

こと"ってのもありますからね．では，T波の何を気にするか？

高さじゃない…ということは向きですかね．

ええ．臨床的な観点から，特に陰性T波が大事だと思います．T波っていうのは，aV_R誘導を除いて基本上向きなんです．サンプル心電図で確認してみて下さい 図11-1 ．

たしかにaV_R誘導のT波は陰性です．他の誘導を確認してみますと…えーっと，aV_L誘導だけほぼ平坦ですけど，他はたしかに上向きですね．

そうでしょ．ここではaV_L誘導の足並みがそろっていませんが，実はT波って，個人差，いえ"心臓差"も少なくないんです（笑）．

多少のバリエーションがあるわけですね．正常な方でも，誘導によっては陽性じゃないことがあるわけですね？　この例のように平低になったり，陰性だったりと．

まあまあやっかいでしょ？　Ⅲ誘導とaV_L誘導は，正常な人でもよくT波が陰性になったりするヘソマガリ誘導です．あと，V_1誘導もかな．実はこれ，Q波についても全く同じことが言えるんですけど．

フムフム．そういうのって，ありがたいような，そうでもないような…．「この誘導では正常でも一見異常な波形が出るので無視してOK」みたいなことまで覚えなきゃって思うと，だんだん『あー心電図キライだぁ．難しい！』ってなっちゃう（困）．

その通り．こんなマメ知識を覚えるのは非効率的だし，つまらないと思う方が普通の感覚です．だからこそ，T波の向きは洞性P波を思い浮かべよというのが僕のオススメ．

T波は最低限の向きだけチェックせよ

イチニエフ・ブイシゴロのT波は必ず陽性（上向き）であるべき！
※その他の誘導は様々．"仲良し誘導"（組合わせ）を意識した対応で．

QRS波もそうでしたが，**T波の向きもイチニエフの法則**ですか．結局，イチニエフ・ブイシゴロはP波もQRS波も，そしてT波も陽性なんですね，正常だと．1粒で3度おいしい知識です，イチニエフは！

これだとⅢもaV$_L$もV$_1$も外れるので，そのへん"自由"な誘導だとわかりますし，アール（aV$_R$）で陰性というのも実はイチニエフの法則の通りです．もともとP波とT波は相似形だって言われるんです．

へぇー．それなら向きだって同じはずですね，当然．

ところで，質問です．ⅢのT波の向きは自由だからといって，Ⅱ，Ⅲ，aV$_F$誘導が陰性T波の場合に，わざわざⅡとaV$_F$誘導はアウトでⅢ誘導だけセーフみたいな判断ってしないですよね？

に，ニサンエフの縛りですか．このときは素直に「Ⅱ，Ⅲ，aV$_F$誘導で陰性T波あり」と所見を指摘すればいいですね．これらは"仲良し誘導"でしたから，異常が出るときにも基本的には一緒なんですね．

もちろん．イチニエフの法則は絶対ではないので，**"仲良し誘導"の組合わせも意識して陰性T波をとらえる**ことがポイントです．他にもイチニエフ・ブイシゴロに入っていない誘導，たとえばV$_1$〜V$_4$誘導にきれいな"逆三角"のT波が並ぶことがあります．前壁中隔梗塞のときに出てくる異常な陰性T波の一つですけれど．

たしかに，フムフム．イチニエフの法則を参考にしながら，仲良しコンビ

ネーションもにらんで臨機応変に，という感じでしょうか，T 波の向きは．これでほとんどのチェックは終わっていますが，最後の波形のバランスというのは？

P-QRS バランス・チェック

これはつけ足しみたいなもんです．料理でいったら「最後に塩コショウで味を整えます」みたいな感じ．一つ一つの P 波と QRS 波を眺めて，全体的なバランスを確認して欲しいんです．

その"バランス"の心とは？

正常ですと，P 波と QRS 波が順に並んでるわけですけれど，このあたり前の P-QRS-P-QRS-…という流れをザーッと見て，P と QRS とがもちろん交互に，しかもお互いくっつき過ぎず離れ過ぎない適度な"距離感"を保っているかをパッと見でいいのでチェックして下さい．

ああ．PQ(PR)間隔みたいな意味ですかね．"距離感"って表現も面白いです．P 波と QRS 波との間が一定かつ短くも長くもないってことですね．

具体的な数値は覚える必要ないですよ，はじめのうちは．方眼の 3〜5 目盛りというのがだいたいの相場です．しかも，この間隔がずっと変わらず一定というのも大切にしたい条件ですよ．最初に提示した 90 歳心電図 図 11-1 は，このバランスも Good なわけです．

P 波と QRS 波とのバランス

P 波と QRS 波は交互に並び，お互い"距離感"はつかず離れず，かつ一定！

なかなか言葉にしづらいことまで，うまくまとめてくれました．これで『レーサーが　クルッとスタート　バランスよし！』のかけ声の下，正常心電図を意識したチェック法を解説していただきました．私にとっても非常に新鮮で，刺激的なご説明ばかりでした．

どうです？　今となっては，はじめに列挙したチェック・リストもフムフム納得できるでしょう．この時点でもう一度見直してみて下さいね，ぜひとも．以上が僕流の基本的な心電図判読法でした．

実際にお話をうかがって，あらためて先生が初心者の皆さんへの"心電図の伝道師"だとわかりました．これぞ真骨頂ですね！

いえいえ．次回は，これらの知識を実際の心電図に当てはめていきましょう（☞第12章参照）．ひとまず前半戦はおしまいです．お疲れさまー．

第12章
「正常か？」で見る超簡単！心電図チェック法
～後半戦～

　前回は，目の前の心電図が"正常だろうか？"という視点で

『レーサーがクルッとスタート　バランスよし！』

という語呂合わせの下，入門者にも訳なくできる最低限の心電図チェック法を解説しました．
　3つのRからはじまって（レーサー：R3），Q→R→ST→T（クルッとスタート），そしてP波とQRS波とのバランスを順次見ていく方式でしたね（☞第11章参照）．

　はじめの**全10回**の講義では，心電図波形のパーツの確認についてはほとんど述べていなかったので，少し難しく感じたかもしれません．でも，チェックの自体は誰にでもできる内容だと思います．

『え？　こんなちょっとの項目だけで大丈夫？』
『心電図の判読って，もっといろいろ精密に測定したりして，最終診断を下すんじゃない？』

　と思う皆さん！　大丈夫，心配しないで．さっそく実践してみましょうよ．"習うより慣れろ"的な要素もあるので，今回の後半戦では，できるだけ多くホンモノの心電図に登場してもらいながら学んでみたいと思います．前半戦に引き続き，小笹先生との掛け合いでお送りしましょう．

症例 1

では，早速 1 つ目の心電図を提示します 図12-1．無症状の 73 歳，女性で，外来時にとられたものです．知識を共有する意味で，前回解説した手順で読んで頂けますか？

はい．では，最初は **3 つの R** からでしたね．1 つ目は **R-R 間隔**，これはレギュラー，整だと思います．**心拍数**は左右 10 秒の中に QRS 波 7 個ですから，7×6＝42/分になりますか．

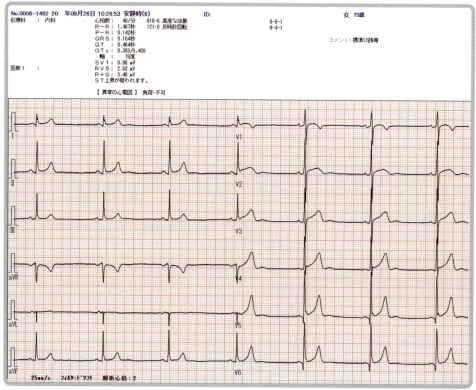

図12-1 心電図-1
73 歳，女性．無症状．

ええ．心拍数が 50/分未満なので，徐脈の範疇ですね．3 つ目の R は…そう，リズムの R でしたね．調律（rhythm）でした．P 波の見つけ方はと言ったら…．

"T-QRS ライン法" ですよね．まずはⅡ誘導で見てすぐに見つかるので，洞調律かは "イチニエフ法" で確認でした（☞第 10 章参照）．Ⅰ，Ⅱ，aV_F，V_4，V_5，V_6 誘導（イチニエフ・ブイシゴロ）で P 波は上向きです．

ええ．V_4〜V_6 誘導の P 波は若干ショボ目ですが，一応上向きでしょうね．もひとつ大事な aV_R 誘導では P 波が下向きなので，これは洞調律です．

R3 チェックの段階で 1 つひっかかったので（心拍数），不整脈の "香り" を感じないといけませんね．

素晴らしい．R-R 間隔はレギュラーですが，れっきとした洞性徐脈という不整脈診断がつくでしょう．こういう場合は不整脈というよりはリズム異常（rhythm disturbance）という表現の方がしっくりくる気がします．

お次は QRS 波．はじめに Q 波からですが，Ⅰ，Ⅱ，aV_F，V_5，V_6 誘導は小さな陰性波からはじまっていますが，小さいので異常 Q 波ではないでしょうね．

ブイゴロクでは割合目立ちますけど，"ほっそり" してるんでセーフです．こうしたスモールな Q 波（q 波）は正常でも出るんでした．あと，この症例ではないですが，V_1〜V_3 誘導に Q 波がないかを最初に確認するぞっていう意思が大事です．

あっ，そうだ．"Any Q in V_1〜V_3" は常に異常でしたものね．次は QRS 波本丸の R 波に入って，向きはイチニエフ・ブイシゴロで QRS 波は全部上向き，高さもザーッと見ていくと…あっ胸部誘導の後半はだいぶビジーですね．

😊 このV₄〜V₆誘導の重なり合う感じ，つまりR波が"高すぎる"わけです．所見としては「高電位差」といいます．QRS波高と一緒に，目の"ジグザグ運動"で肢誘導→胸部誘導の順番で幅もチェックしちゃって下さい．正常(narrow)ですよね．次にST部分はどうですか？

🤔 QRS波のおわりに着目して，基準線とJ点で比べます．基準はT-Pラインでしたね．この心電図では，ST部分が上がってますね．ん？…えっと，Ⅰ，Ⅱと…V₂からV₆までずっと1mm以上上がってる！

😊 鋭いです．ⅢやaV_F誘導も気持ーち上がって見えますが，1mm未満なのでOKとしましょう．最後にT波ですが，これもジグザグ・チェックして…絶対に下向きNGなイチニエフ・ブイシゴロはOKで，他はといったら，V₁誘導，ここが陰性T波のようです．

😊 イチニエフ…以外の場所では，ときに陰性になることがありました．第一，仲良しのV₂, V₃, V₄誘導が同調していないので，許容範囲内かと．

😊 さすが先生，カンペキですね．これで一通り読めました．ひろい上げた異常はといえば，

> ① 42/分(洞性徐脈)，②高電位差，③ ST上昇(Ⅰ，Ⅱ，V₂〜V₆)

となります．③の「ST上昇」というと怖い気もしますが，これはどうですか？

😊 たしかに．でも，こういうのってよくありますよね．しかも，無症状で定期外来の心電図ですし．過去の心電図と比較して変わらないようなら，私は良しとしちゃいそう．

😊 先生のおっしゃる通り，これはおそらく病的でない非特異的ST上昇なんでしょうね．過去との比較と自覚症状，ここでは胸痛でしょうか，これが

大切ですね．あとは仲良し誘導の同調性も意識しましょう．これは口酸っぱく言ってますでしょ，いつも．

節操ない組合わせというか，こうやってそこら中の誘導でSTが上昇しちゃってるパターンは，心筋虚血では説明がつかないと考えるのですね．なるほど，まさに「非特異的」という用語がピッタリな気がします．

症例2

では，次の心電図 図12-2 はどうですか？ 症状は2～3週間前からの胸部苦悶感で，動くと悪化するそうです．これから先は，心電図の注釈欄に症状などは記載することにしますね．

53歳，男性．労作時胸部症状ですね．R-R間隔はレギュラー，心拍数は54/分（9×6）です．さらにP波を見てイチニエフ・ブイシゴロ，そしてアールまで向きをチェックして洞調律です．

スピード上がってますね．続けてもらえます？

ええ．Q波はaV_Rだけなので無視，QRS波の向きはOK，高さも大きくも小さくもないです．幅も全然狭い（narrow）です．次に目を皿のようにしてST-T部分をチェックします．目をジグザグ・ジグザグ…あっ！ V_4, V_5 誘導でちょびっとST低下がありますかね？ あとブイロクも怪しいです．

鋭い．実は V_3 誘導くらいから何か変ですかね，ST．残りのT波ですが，イチニエフ・ブイシゴロはOKそうですが，V_1～V_4 誘導では完全に陰性になってます．

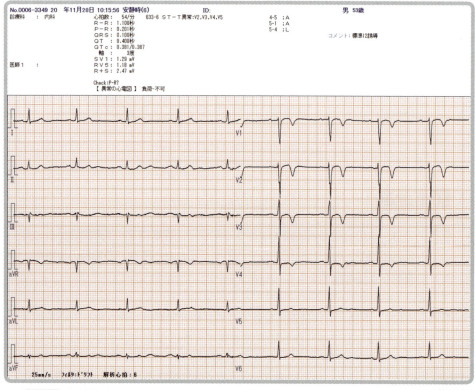

図 12-2 心電図-2
53歳, 男性. 2〜3週間前からの胸部苦悶感. 労作時にひどくなる.

> この4つって, 前壁誘導というか, 心臓を前側から眺める仲良し誘導ですよね. こういう"そろい踏み"は怪しいですね, うん.

> 異常所見の臭いプンプンですよね. まとめると, 心拍数54/分の洞調律, 軽度の ST 低下（V[3]4〜V₅ 誘導）, そして陰性 T 波（V₁〜V₄ 誘導）となります. これに胸部症状ありで, 安静時からこの心電図所見ですから…?

> 不安定狭心症! 急性冠症候群（acute coronary syndrome: ACS）ですよね, 最近の呼び名は.

正解．この方は小児期に川崎病の既往があって，冠動脈造影をしてみると見事に重症3枝病変で，緊急冠動脈バイパス手術となりました．

症例3

では次 図12-3 ．どんどんいきましょう．

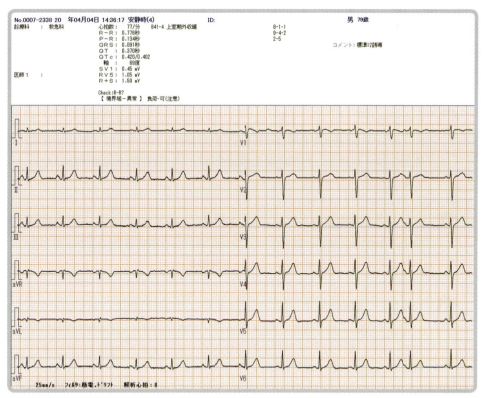

図12-3 心電図-3
79歳，男性．無症状．

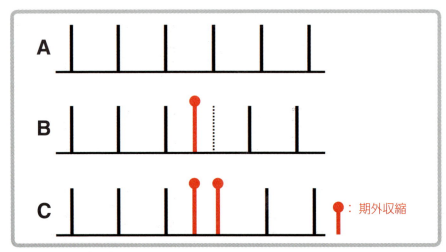

図 12-4 期外収縮の概念
A：正常（洞調律），B：単発の期外収縮，C：期外収縮 2 連.

　R-R 間隔はレギュラー…あ，違うか．胸部誘導の 6 拍目だけ乱れてますか．イレギュラーですかね．検脈法で計算するとレートは 78/分で正常範囲には入ります．胸部誘導の最後を除いて，洞性 P 波の条件は満たしてそうです．

　たしかに R-R 間隔はイレギュラーですが，このように 1 拍かそこらの前後のみで度合いが軽い場合には，**期外収縮**という不整脈で説明できることが多いですね．概念図を示しました 図 12-4 ．

　なるほど． 図 12-4B で正常ならば 4 拍目は点線の位置にこなきゃいけないのに，実際には**赤丸線**のタイミングで出たので，これが期外収縮ですね．QRS 波形の形がふだんと同じなら心房，ワイド（幅広）で全然違う形なら心室が起源と考えればいいんですよね．

　基本そうですね．例外もありますけど， 図 12-3 の場合には心房起源といえます（**心房期外収縮**）．多少の例外もありますが，ここではいいでしょう．

さて，読みを続けてくれますか？

はい．Q 波は V_1〜V_3 誘導にはなくって，他の誘導では…aV_R と aV_L 誘導でしょうか．アールは無視でエルの方がどうかって話ですが，他にないので孤発と考えるなら相手にしなくて OK でしょうか．

ええ．病的意義は別にして，所見としては指摘して良いでしょうね．続くスパイク・チェック（QRS 波）は向き良し，高さ良し，幅も良しです．ST 部分も全体がほぼ±0 におさまって，T 波に関して aV_L と V_1 誘導に陰性 T 波あります．気になる所見をまとめましょう．

> ①心房期外収縮，② Q 波（aV_L），③陰性 T（aV_L，V_1）

③は基本ノーマルと考えれば，僕なら次のようにプレゼンします．
『洞調律で心拍数は 78，心房期外収縮を認め，aV_L 誘導に Q 波を認める以外に異常所見はありません』

なるほど．Q 波は所見として指摘はしますが，「問題なさそうだな」という心持ちで良いのでしょうね．

症例 4

さてさて，だんだん楽しくなってきたのでは？　そう期待して次の課題へどうぞ 図 12-5．少しずつレベル・アップしていきますよ．

この方は無症状ですね．パパッとチェック項目をまとめてみますと，

> R3 ──→ R-R 間隔：レギュラー，心拍数：66/分 OK，洞調律：OK
> Q ──→ 異常 Q 波：なし

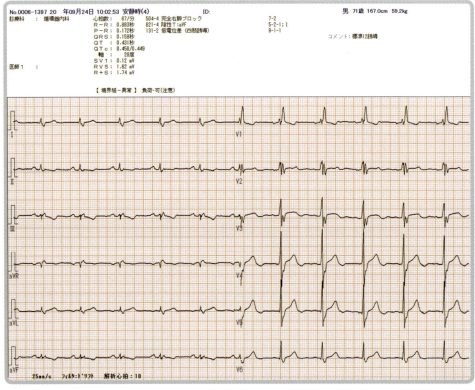

図12-5 心電図-4
71歳, 男性. 無症状.

R	→	向き：OK, 高さ：肢誘導低め, 幅：ワイド (wide)
ST	→	ST 上昇 (V_3〜V_5)
T	→	陰性 T 波：II, III, aV_F, V_1
バランス	→	P, QRS の個数・間隔：OK

のようになるかと思います．いくつか論点があるかと．

 順に見ていきましょう．まずスパイク (R 波) を見ると，たしかに肢誘導は小さく感じますね．「すべてで振幅が 5mm 未満」という数字の基準より

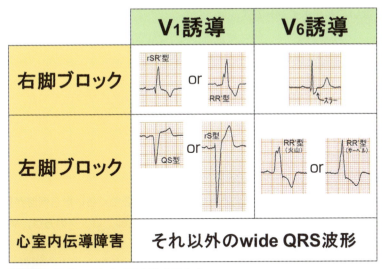

図 12-6 幅がワイドな QRS 波を見たら
QRS 幅が 0.12 秒（3 目盛り）以上なら，まずは左右の脚ブロックを想定して V_1，V_6 誘導の QRS 波形をチェックする．どちらのパターンでもなければ（非特異的）心室内伝導障害と呼ぶことが多い．

も，見た目の印象を大切にして欲しいです．ここはギリギリ・セーフかな．

 次は QRS 幅．はじめてワイド（wide）な波形が出てきましたかね？

 その通り．まだ習いたての皆さんなら知らなくて結構ですが，こうやってワイドな QRS 幅を見た場合，はじめに考えて欲しいのは**脚ブロック**といぅ病態です．これを 図 12-6 にまとめました．

 QRS 幅がワイドという条件に加えて **V_1 と V_6 誘導の波形だけで診断しちゃえ**ということですね．私は**右脚ブロック**なら，V_1 のカクカクッとした "M 字" 波形に反応するようにしてます．特徴的ですよね．

 よく rSR' 型とか教科書に書いてありますけど，そんな名称よりもパターン認識で十分です．『どうしてこの波形になるの？』とか理論を考え出さ

ないことがポイントです．

"わかるより読める"が大事ですものね．

右脚ブロックの場合は，V₁誘導だけでもほぼ勝負がつきますが，イチエルゴロク（Ⅰ，aV_L，V₅，V₆）のQRS波のラストがモワッと幅広くなるのも非常に印象的ですよね．僕はこっちの波形にむしろビビッときてしまいます（笑）．

S波ですよね，それ．覚えるというか，この2つくらいなら何度か見てたら自然と染みつくと思います．もう一つの左脚ブロックの方は，V₆誘導で覚えてます，私．

これも後々登場しますので，そのときに．では心電図 図12-5 に戻って，あとはV₃〜V₅誘導のST上昇，これもたしかにありますね．これは71歳，男性でPCI（冠動脈カテーテル治療）半年後の確認造影目的で入院したときの心電図です．

無症状のようですし，やはり非特異的所見でしょうか．最後に陰性T波．これはニサンエフの下壁誘導にきれいに陰性Tが出てます．ニとエフは陰性NGですし，目のジグザグ運動でⅢ誘導にも気がつけば，この3つはひとまとめですよね．V₁誘導は単独なのでセーフと考えます．

症例5

では5枚目の心電図 図12-7．82歳，男性．無症状．高血圧治療の継続を求めて転医．詳細不明ですが，他院で心疾患で治療歴ありらしいです．

なんか本当に外来にいそう，こういう人．所見を列挙してみます．

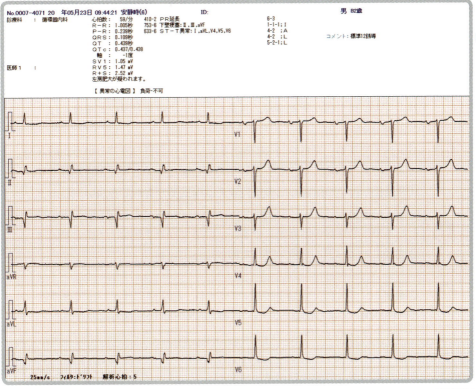

図 12-7 心電図-5
82歳，男性．無症状．高血圧治療中．心疾患治療歴ありとのこと．

R3	→	R-R 間隔：レギュラー，心拍数：60/分 OK，洞調律：OK
Q	→	異常 Q 波：II，III，aV$_F$
R	→	向き：OK，高さ：OK，幅：OK（狭い）
ST	→	低下：V$_5$，V$_6$？
T	→	陰性 T 波：なし
バランス	→	P-QRS 間隔(PR)：境界線？

 ありがとうございます．もう異常 Q 波のピック・アップも完璧ですね．

何かを主張してるかのような，この幅広い感じ．ニサンエフの下壁誘導は**異常Q波**です．あと，ブイゴロク誘導のST部分はたしかに変な感じですね．エル（aV_L）も含めて軽度の**ST低下**があるかもしれません．

ああ，aV_L誘導もですかね．うーん，微妙．この方は，PとかQRSは順序よくキレイに並んでいますが，ちょっと互いの距離があいてませんか？

バランスですね．先生はPR間隔が5ないし6目盛りまでという上限が頭に入っておられるので，そう感じるのでしょうね．さすが循環器医です．「PR延長」という所見，この所見までは指摘できなくても良いでしょう．

ところで「心疾患の治療歴」ですが，**心筋梗塞**ですかね．下壁の陳旧性．急性期にカテーテル治療を受けたのかしら．

ご明察．『○○さん，心筋梗塞してますね．心電図にサイン出てますよ』と"占い師"のように言ったら，患者さんからの信頼感も増すかも！？

症例6

じゃあ，サクッと次にいきましょう 図12-8．

じゃあ，読みますね…この方も無症状のようです．

```
R3 ──→ R-R間隔：レギュラー，心拍数：102/分，洞調律：OK
Q  ──→ 異常Q波：V_1〜V_3
R  ──→ 向き：OK，高さ：OK，幅：広い（ワイド）
S  ──→ ST低下：V_1〜V_3
T  ──→ 陰性T波：V_1〜V_3
バランス → OK
```

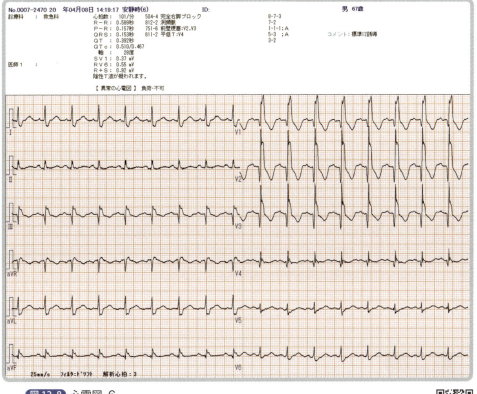

図12-8 心電図-6
67歳，男性．無症状．

これでどうでしょう？

 心拍数が100をちょっとでも超えてますし，基本サイナスですから，自信をもって洞性頻脈と宣言しましょう．4番目の症例 図12-5 で学んだ右脚ブロックがまた登場してますね．ただ，この心電図を提示した理由は一つ．先生は正しく読まれてますが，異常Q波です．

 ああ，V$_1$〜V$_3$誘導ですね．右脚ブロックの所見って華々しいので，それにかまけて見逃してしまいそうです…．でも，異常Q波のチェックは必

ず V₁〜V₃ 誘導から有無を見ていくクセを身につけたら，実はそんなに難しくないでしょうか？

その通りだと思います．異常を1つ見つけて舞い上がるのでなく，いつも平常心で一連のスクリーニングをして下さい．そこに必ず勝機はありますから．

V₄ 誘導はごくごく小さな陽性波が最初にあるので Q 波とは読まないにせよ，これは立派な陳旧性前壁中隔梗塞の心電図ですね．陰性 T 波も伴ってますし．でも，先生の読み方でちゃんとわかりました．

カ，カンペキです！　陰性 T は右脚ブロックとの兼ね合いもありますケド．V₁〜V₄ 誘導はよく見る組合わせですね．前壁プラス V₁ 誘導は中隔でしたから（☞第5章参照）．大変よくできました．

症例7

ではでは，次7枚目．これは多少読みごたえある心電図かも　図 12-9．

67歳，男性．冠動脈バイパス術の既往．うっ血性心不全で入院時ですね．呼吸苦とかあるのかしら．型通りに一つずつ所見を列挙しますと….

R3 ⟶	R–R 間隔：レギュラー，心拍数：90/分，**洞調律：？(P 波は？)**
Q ⟶	異常 Q 波：(V₄)，V₅，V₆
R ⟶	向き：Ⅰ，V₅ 下向き，高さ：肢誘導ギリギリ・セーフ？， 幅：広い（ワイド）
ST ⟶	OK
T ⟶	陰性 T 波：V₆（肢誘導は小さくて T 波よくわからず）
バランス →	P–R 間隔：P 波がよくわからない…

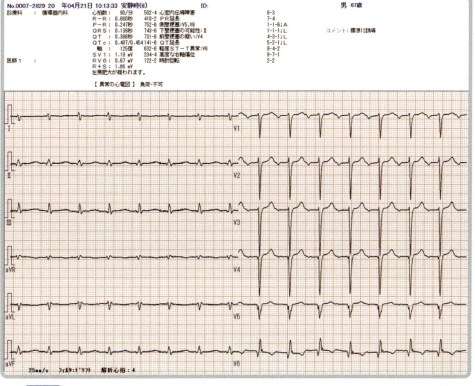

図 12-9 心電図-7

67歳，男性．CABG（冠動脈バイパス術）術後．うっ血性心不全の診断で緊急入院時．

 このレベルが読めると格段に心電図は楽しいですよ．異常所見，多いですねー．1つ目の難関はP波の認識．**II誘導**，いきなり悩みますよね．

 そうなんです．コレかな，と思ったら，ヤバイ，これT波かーって（困）．

 そんなとき，セカンド・チョイスは**V_1誘導**でしたね．心不全のためか，ちょっと脈が速めでわかりづらいですが，T波の終わりぎわがイビツな格好してるでしょ？…これが**P波**でいいと思いますよ．

なるほど．QRS波からP波がだいぶ離れてますね，期せずしてP-QRSバランスの異常が見つかりました！

このQRS波からの距離を意識して肢誘導に目を移すと，何となく見えてくる…．でも，イチニエフのチェックはちょいと辛いですかね．おそらくは洞調律なんでしょうけど，かなり異所性心房調律に近い感じですね．ときどきいますね，こういう人．でも，キッチリP波は意識すべきです．

それと，Q波も気になる感じです，この心電図．V_4とV_5は誘導で小さいように見えますが，V_6誘導のQ波はドンと目立ちます．

あ，V_4，V_5誘導は，むしろドドンとでっかい陰性波全体をQ波ととらえて下さい．正確には **QSパターン** っていう波形の名前がついてますが，そんなの別に気にせずに．シゴロ誘導というと，どこの病変になりますか？

胸部CT画像を思い出して，心臓をほとんど真横から見る誘導でしたね，V_5，V_6誘導は．左室の場所的にはイチエルはないですけど，側壁？

そうです．ST変化とかはほとんどないんで，これは **陳旧性側壁梗塞** の疑いと読むべきでしょうかね．あと，サン，エフがそうでもないですが，Ⅱ誘導も本来であれば少ーしだけ気になります．

そう言われてみると，たしかに．でも誘導1つだけの場合には相手にしない約束でした．QRS"本丸"も所見の宝庫ですね．イチニエフ，ブイシゴロのうち，Ⅰ誘導とV_5誘導のQRS波が下向きです．

V_5誘導は別として，Ⅰ誘導は上向きと下向きの波とでわずかに下優勢ですよね．QRS軸偏位，ここでは「右軸偏位」という所見ですが，これは今回のセミナーでは飛ばして結構です．正常ではないことに気付けば十分です．

それと肢誘導が全般的に小さめですが,「振幅 5mm 以上ならオッケー」基準を持ち出せばギリ・セーフと言えますかね. QRS 幅は一番太いとこでチェックでしたが,V₅ 誘導で見るとピッタリ 3 目盛りでアウトでしょうか. うーん微妙.

ワイドな QRS といえば,ひとまず脚ブロックでしたが,右脚・左脚のどちらのパターンでもないので,**心室内伝導障害**という診断名になります(☞ 図 12-6 参照).まぁ頻度的には少ないので,もちろん初学者は知らなくていい内容ですケド.

T 波に関して,肢誘導では全体的にフラット過ぎて向き云々は言えなそうです.胸部誘導では V₆ 誘導が陰性 T 波です.バランスは PR 間隔の延長かな? さっき P 波がわかったら指摘できます.

まとめると,心拍数 90/分で,洞調律または異所性心房調律,側壁誘導の**異常 Q 波**や**陰性 T 波**は古い心筋梗塞(側壁)のせいでしょうか.

加えて**心室内伝導障害**や **PR 延長**といい,肢誘導の低電位傾向といい,いずれにせよ心臓各所がかなり痛んでいることが推察される心電図でした.心不全の重症感まで心電図から伝わってきます.なんかステキ(笑).

症例 8

だいぶ慣れてきたところで,少しだけ**不整脈**も混ぜた心電図を入れ込んでいきます.次の心電図はどうですか? 腰痛で整形外科外来を受診中,待合室で突然の動悸を訴え,僕の診察室に回されてきた患者さんの記録です 図 12-10 .

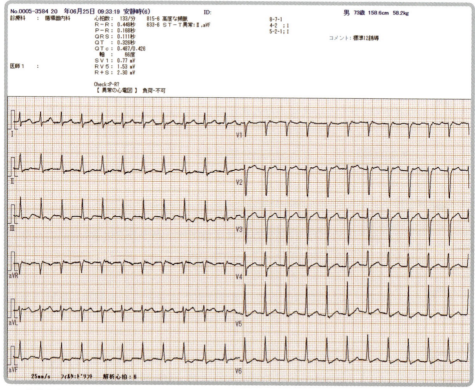

図 12-10 心電図-8

73歳, 男性. 診察待ちの間に突然の動悸を自覚.

 73歳, 男性. 動悸感ありですね. 型通りに読んでみます.

R3 ⟶	R–R 間隔: レギュラー, **心拍数: 138/分**(23×6), **調律: ?**	
Q ⟶	異常 Q 波: なし	
R ⟶	向き: OK, 高さ: OK, 幅: OK(狭い)	
ST ⟶	**ST 低下: II, III, aV$_F$, V$_4$, V$_5$, V$_6$**	
T ⟶	陰性 T 波: III, aV$_F$	
バランス →	?	

とにかくレートが速くて頻脈なのはわかります．調律チェックしようにもⅡやV₁，その他どの誘導を見渡してもP波らしきものがない…他にはニサンエフ・ブイシゴロではSTが下がってそうで，サン・エフには陰性Tもあります．

おそらくは突然なったであろう頻脈の存在から，何らかの不整脈が疑われる状況ですが，P波がわからないから前に進めない…ですよね．でも，それでいいのです．この"パッと見P波がわかんなくてQRS幅の狭いレギュラーな頻拍"は，そのまま Narrow QRS tachycardia と呼んで下さい．

えっ，そのまま！ なるほど，便利な診断名ですね．勉強になります．

この「QRS幅の狭いレギュラー頻拍」は，実はいくつかの不整脈の集合体なのですが，この方では「発作性上室性頻拍」を疑いました．

い，いわゆるピーエスブイティ（PSVT*）ですね．症状は動悸ですが，胸部症状でST低下もあると，狭心症は否定したいところですかね．

＊： Paroxysmal SupraVentricular Tachycardia

さすがです．虚血なら虚血，不整脈なら不整脈だけというのでなく，臨床現場では広い視点が大事ですよね．この症例では，不整脈のカテーテル治療（カテーテル・アブレーション）が行われた際に冠動脈造影もしていますが，明らかな狭窄病変はありませんでした．

運動負荷心電図でも，負荷後半からピークにかけては正常な人でもST低下が見られますが，それと同じ変化ですね．

先生のおっしゃる通りです．さすが専門家．

症例9

 では次.81歳,男性で,この方もうっ血性心不全で緊急入院となった際の心電図です 図 12-11 .

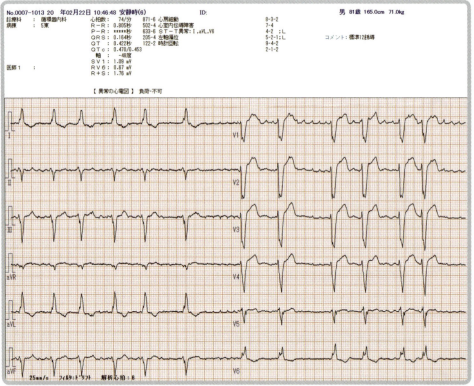

図 12-11 心電図-9
81歳,男性.うっ血性心不全で緊急入院時.

先生の豊かな臨床経験は，いつも心電図とともにあるんですね．素敵なことだと思います．所見を抜き出してみますね．

> R3 ──→ **R-R 間隔：イレギュラー**，心拍数：72/分，**洞調律でなし**
> Q ──→ 異常 Q 波：なし
> R ──→ 向き：Ⅱ，aV_F，V_5 下向き，高さ：OK，**幅：ワイド（wide）**
> ST ──→ ST 上昇：V_1，V_2，V_3，V_4 ?
> T ──→ 陰性 T 波：Ⅰ，aV_L，V_6
> バランス → ?

ありがとうございます．症状は軽労作での息切れで，前日の晩は苦しくて寝られなかったそうです．先生の所見ピック・アップは，すでにほぼ完璧のようです．

先生の言うレーサー（R3）・チェックでは，3コ中2つ満たしているから**不整脈**が強く疑われますし，Ⅱ誘導で丹念に T-QRS ラインを探っても，"さざ波"ばかりで何も見えてきません．

みんなにわかるような解説，ありがとうございます．Ⅱ誘導でダメなら**V_1誘導**を見て…ほら，ヤバイ感じのグニャグニャ波がありますよね．それにこの R-R 間隔のテンデンバラバラ感といったら…？

心房細動，エイエフ（AF*）ですよね，この心電図は．ご高齢の心疾患の方では，よく見る不整脈の代表選手だと思います．

＊：Atrial Fibrillation

先生は心不全の患者さんをたくさん診ておられるので，実感がこもってますね．期外収縮 図12-4 とともに，この心房細動は初めて間もない人でも診断できる不整脈の心電図だと思います．以下の3つが診断のポイントになります．

心房細動の心電図診断

① R-R 間隔がとにかくイレギュラー（絶対性不整脈）
② 洞性 P 波の欠如
③ 細動波（f 波）→ V_1 誘導が最も確認しやすい

🧑 脳梗塞や，この方のように心不全を起こしたりして，循環器の臨床では重要性が高いですよね，心房細動（エイエフ）は．

🧑 読みを続けましょう．Q 波はなくって，QRS 波のスパイク・チェックでは，ものすごいワイドな波形ですね．ワイドな QRS 波を見たら…そう，脚ブロックです．この心電図では，V_6 のギザギザ"火山型"は左脚ブロックの何よりの証拠です．もう一度，図 12-6 を見直してみて下さいな．

🧑 V_6 誘導の T 波もこれに関連した所見と理解できますかね．残る V_1〜V_4 誘導の ST 上昇はどうですか？ いつも気になるんですよね…脚ブロックのときの ST 変化って．

🧑 とても鋭いご指摘だと思います．ただ，脚ブロックでも特に左脚の場合はこうした ST 上昇は必ずしも心筋梗塞を示唆する所見とは限らないようです．もちろん，胸痛などの症状があったり，血液検査で心筋傷害マーカーが上がってたら別ですし，そういうケースもまぁまぁありますが．

🧑 総合的な判断が大事ですね．「心電図だけで決めるな」，これも先生がよくおっしゃるメッセージです．症状と採血，そしてエコーも大事ですかね．

症例10

では，もう一つ確認してみましょう．76歳，男性で，この方はふだんの外来では洞調律の方です．早朝から胸部違和感があり，だんだん強くなってきたために救急受診された際の心電図です 図 12-12 .

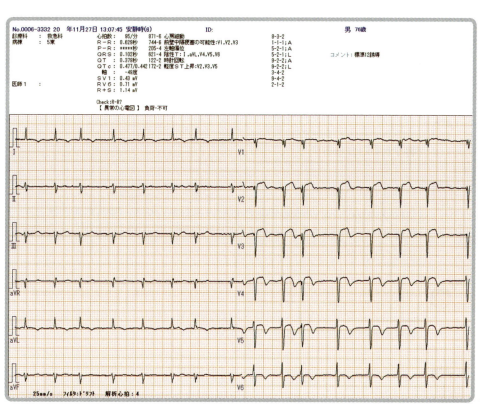

図 12-12 心電図-10
76歳，男性．数時間以上前からの増強する胸痛．

なんだか，だんだん本格的というか，今日明日にでも実際に遭遇しそうな症例ですね，この方も．胸部症状ありとのことで，何とか原因をつきとめたいですが，『心電図にそのヒントはあるのかな？』と考え読んでみます．

```
R3 ──→ R-R 間隔：イレギュラー，心拍数：96/分，洞調律でなし
Q  ──→ 異常 Q 波：V₁，V₂，V₃
R  ──→ 向き：II，aV_F，V₅ 下向き，高さ：OK，幅：狭い
ST ──→ ST 上昇：V₂，V₃，V₄，(V₅)
T  ──→ 陰性 T 波：I，aV_L，V₃，V₄，V₅，V₆
バランス → ？
```

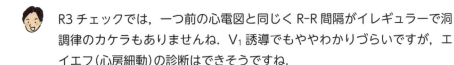 R3 チェックでは，一つ前の心電図と同じく R-R 間隔がイレギュラーで洞調律のカケラもありませんね．V₁ 誘導でもややわかりづらいですが，エイエフ（心房細動）の診断はできそうですね．

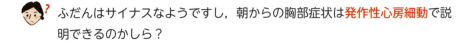 ふだんはサイナスなようですし，朝からの胸部症状は**発作性心房細動**で説明できるのかしら？

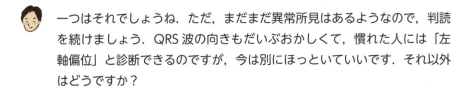 一つはそれでしょうね．ただ，まだまだ異常所見はあるようなので，判読を続けましょう．QRS 波の向きもだいぶおかしくて，慣れた人には「左軸偏位」と診断できるのですが，今は別にほっといていいです．それ以外はどうですか？

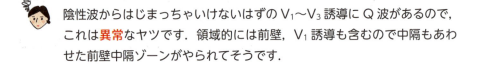 陰性波からはじまっちゃいけないはずの V₁〜V₃ 誘導に Q 波があるので，これは**異常**なヤツです．領域的には前壁，V₁ 誘導も含むので中隔もあわせた前壁中隔ゾーンがやられてそうです．

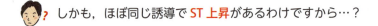 しかも，ほぼ同じ誘導で **ST 上昇**があるわけですから…？

急性心筋梗塞ですね！　そうかっ，胸部症状の主因はコレですね．

T波の変化も出てきてるので，この方は症状が出だしてからだいぶ時間がたってやってきたなという印象です．緊急カテーテルが終わった後，よく我慢できましたねぇと言ったら，この患者さんは『いや先生，実はかなり辛かったんだ』とおっしゃいましたよ．

 病歴が「発作性心房細動で加療中」だからって，心電図でエイエフを見つけただけで，そのせいでしょとか言って帰宅させた日には大変なことになりますよね，ホント．

 まったくその通り．異常所見を1つ見つけて「やった！」と浮足立つのではなく，どんな症例もコンプリート，**一連のスクリーニングを最後までやめてはいけない**んですよね．

 そういう意味でも，とても示唆に富む教訓的な症例だと思います．

症例11

 さあ，「レーサーがクルッとスタート，バランスよし」の掛け声で進めてきたチェックも，あと2つの心電図を残すのみとなりました．じっくり味わって読んでみましょうか．次の心電図を見て下さい 図12-13 ．

 あと2つ，がんばりますね．えっと，症例は動悸を訴える67歳，男性．心臓手術歴があるのですね．いつも通りに読んでくと…．

R3 ──→	**R-R間隔：イレギュラー**，心拍数：78/分，**洞調律ではない？**
Q ──→	異常Q波：なし（II，III，aV_F，V_5，V_6：q波）
R ──→	向き：OK，高さ：大きすぎ，幅：狭い
ST ──→	ST偏位：なし
T ──→	陰性T波：なし？（肢誘導がちょっと微妙？）
バランス →	？

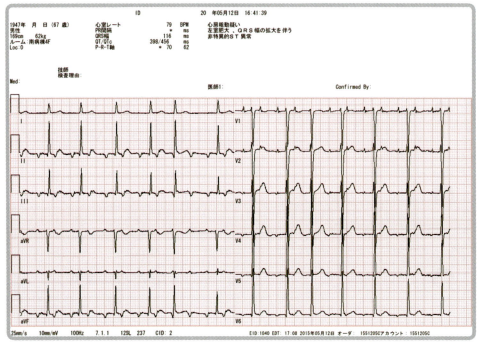

図 12-13 心電図-11
67歳，男性．動悸を主訴に来院．開心術後．

  なるほど．ここ最近ずっと最後のバランスは「？」ですよね．というのは，P波がわかりにくいからですよね．では，丁寧に見ていきましょう．**P波といったらⅡ誘導**ですが，若干T波がわかりづらいのでⅠ誘導と一緒に抜き出してみました 図 12-14 ．

  T波はⅠ誘導の方がわかりやすいですね．そこから外挿すると，Ⅱ誘導でもT波がどれかわかりますかね．QRS直後に毎回ちゃんとあります．

  で，そうすると **T-QRS ライン**がはっきりするので， 図 12-14 中に赤丸（○）で囲った部分がP波ですね．なんか下向きのようですよ．こりゃ異所性だ，確実に．

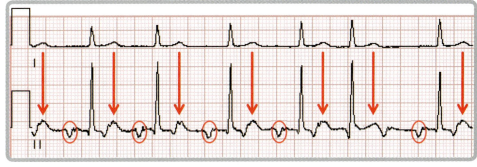

図12-14 Ⅰ, Ⅱ誘導のみ抜粋(図12-13より)
T波のわかりやすいⅠ誘導からⅡ誘導に外挿(赤矢印↓). T-QRSライン法でP波を見つける(赤丸○)もやや不足した印象. しかも等間隔でない.

 Ⅰ誘導もP波はお世辞にも上向きとは言えずにほぼフラットですからね. ただ, ほぼレギュラーに並ぶ最初の4個のQRS波まではいいんですが, 5個目, 6個目の前後あたりで急に見失ってしまいます 図12-14 . 困ったな….

 そうですね. じゃあ, **P波に悩んだら"V_1様"にお伺い**をたてましょう. ただし, T波がペッタンコでやや見にくいみたいなので, V_2誘導の一部分と一緒にV_1誘導を抜き出してみました 図12-15 .

 っていうか, 下のV_2誘導の方がP波が鋭くT波とコントラストもついて見やすいように感じますが.

 先生の言う通りですね. **不整脈の解析は, とにかく波形認識がしやすい誘導で行う**のが基本です. もちろんV_2誘導でもかまいませんよ. T-QRSライン上のP波には○をつけるとして(図12-15 : ○P_1〜P_6), **T波の中**にも何かいませんか?

 あー, います! ゆるやかなT波にまぎれた小スパイクが! これもP波ですね(図12-15 : ↓$P_{1'}$〜$P_{6'}$). QRS波に比べてだいぶたくさんP波がありますね.

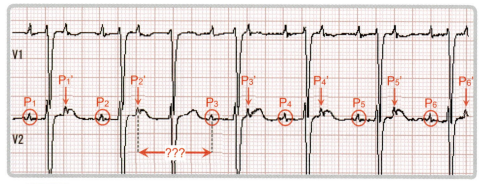

図 12-15 V₁, V₂ 誘導のみ抜粋 (図 12-13 より)
P 波と T 波や QRS 波とのコントラストが明瞭な V₂ 誘導に注目．T–QRS ライン法で見つかる P₁〜P₆ と同じ形が T 波内に埋もれている様子 (P₁'〜P₆')．ほぼ等間隔だが，P₂'〜P₃ (図中 ???) をどう考えるか？

🧑‍⚕️❓ これら P 波どうしの間隔はおおむねレギュラーのようですが，唯一，P₂' と P₃ との間が少しだけあいてるようですが（図 12-15：???）．これは？

👨 QRS 波に埋もれちゃったのですね，きっと．P₂' と P₃ との中間が QRS 波に重なってますし．

🧑‍⚕️ 素晴らしい．実は P 波どうしの距離は等間隔なんです．その目で見直せば II 誘導では ST 部分に入り込んでる感じみたいですかね 図 12-14．

👩 すごい！　今までの知識だけでここまでできるとは．感動の域です．

🧑‍⚕️ 勉強はじめたての皆さんなら，ここまで理解できるだけでも十分ですが，実はこの心電図，**心房頻拍（または心房粗動）** というのが正しい不整脈診断名になります．

🧑‍⚕️ 明らかに洞調律とは波形の異なる P 波が頻発して，適当に房室結節で間引かれて心室に伝わるんで，QRS 波の方がまばらなんですよね，たしか．

ご名答！ さすが循環器のプロは違いますね．でも，P 波さえきちんと見つけられたら，あとはちょっとした知識の追加で正しい診断ができるんです．不整脈だって別に難しくないんです，ホントは．

症例 12

では，いよいよ最後の心電図です 図12-16 ．めまい，息切れを訴える 83 歳，女性です．

ありゃりゃ，ずいぶんと QRS 波が閑散としてますね…．肢誘導，胸部誘導あわせて 10 秒間に QRS 波が 5 個のみですから，単純計算で心拍数 30 回（5×6）です．完全に**徐脈**です．

ちなみにこの方，血圧と脂質異常の件で外来通院されてまして，直近は 3 年前の心電図でした．その心電図も示しておきます 図12-17 ．これは？

こっちの方はきれいな洞調律ですね．右脚ブロック気味で，P 波と QRS 波との間がややひらいてるかなぁくらいの印象しかないです．バランスかしら．

そうですね．どんな心電図でも，やることは変わりませんよね．さぁ，議題の心電図 図12-16 をいつもの方法でチェックしてみますと，

R3 ⟶	R–R 間隔：レギュラー，**心拍数：30/分**，P 波的には洞調律？
Q ⟶	異常 Q 波：なし（Ⅲ, aV_F: q 波？）
R ⟶	向き：OK，高さ：OK，幅：OK（狭い）
ST ⟶	ST 偏位：OK
T ⟶	陰性 T 波：なし
バランス →	**P–QRS 間隔：一定？不変？**

…こんな感じになるでしょうか．

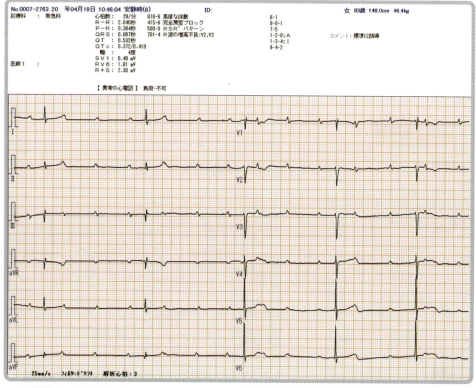

図 12-16 心電図-12
83歳, 女性. めまい, 息切れの訴えあり.

 最後だから, さぞかし複雑で難しいのかと思いきや, 実は R3 とバランスにしか異常がないのでしょうか？

 そうなんです. T-QRS ラインが明瞭なので, 見やすいところで P 波の向きを確認しちゃいましょう. イチニエフ・ブイシゴロで上向き, アールで下向きですから, 実はコレ洞調律の条件を満たしているんです.

 ただ, 波形の並びは正常な洞調律とは全然違います. P 波と QRS 波の並

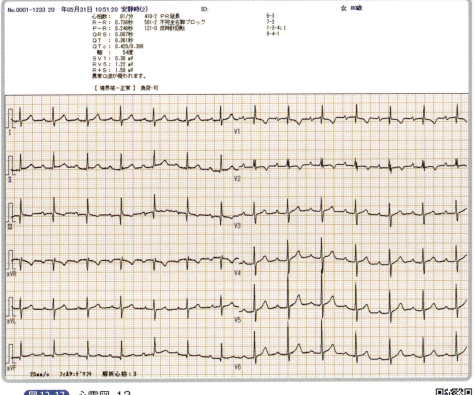

図12-17　心電図-13

心電図-12と同一症例(約3年前).

びが交互ではないですし．30/分の著明な徐脈を呈してる点といい，徐脈性不整脈の解析がこの心電図のすべてなんですね．

では，僕お気に入りの V₁ 誘導を抜き出します．とってもユニークなP波形ですので，見つけるのにそれほど苦労しないでしょう 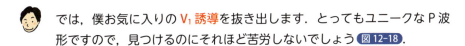．

T-QRS ライン上の明らかなP波が4つ(○)と，T波内に入り込んだP波が3つ(↓)わかります．これですべてが同じ形で等間隔に並ぶようにな

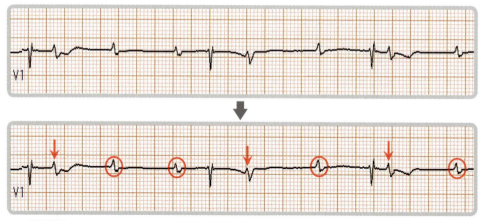

図 12-18 V₁誘導のみ抜粋(心電図-12)
V₁誘導でのP波形がわかりやすい．T-QRSライン上の明らかなP波は○で囲んだ．T波に隠れたP波の識別も比較的ラク(図中↓)．等間隔性も意識すべし．

りました 図 12-18．

🧑❓ あとはP波とQRS波とのバランスですね．P波の方が断然数が多いですが，一つ前の心房頻拍ほどP-P間隔がつまってませんし，第一，洞調律の条件を満たしてるんでしたね，このP波は．P-QRSの"距離感"はどうでしょう？

👩❗ うーん．1つ目のQRS波には直近がないんでわかりませんけど，少なくとも2つ目と3つ目のQRS波では，すぐ前のP波との相対的な位置関係は全然違いますね．ですから，**完全房室ブロック**となるわけですね，最終診断は？

🧑 その通り．Ⅱ誘導で見ちゃうと，なんだかP-QRSが一定に見えがちですが，全体を見渡せば間違えませんね．先生のおっしゃる通り，「完全房室ブロック」が正しい心電図診断です．心房と心室との間の電気的な連絡が途絶えるとこういう心電図になるんです．

なるほど！　私が感心しているのは，ほとんど最小限の知識だけで，こんなにもレベルの高い心電図でディスカッションができてるってことです．なんかマジシャンみたいですね，先生って．

いえいえ．"読み方"さえわかったら，心電図なんて決して難しいものじゃないんです．それを，学習しはじめの人々にわかってもらいたいんで，勉強会ではいつも実例を用いた練習を取り入れてるんですよ．

こういう演習は楽しいですよね．「読めたぞ！」っていう感動を積み重ねていくことが，楽しく勉強を続ける最大の秘訣なんですね．私も本当に勉強になったセッションでした．ありがとうございました！

さくいん

数字

Ⅱ誘導	41, 43, 71, 88, 179, 191
12誘導心電図	10, 38, 58, 61, 94, 95
24時間心電図	40
300の法則	103, 106

あ

アース(接地)	12, 42, 43
アイントーベンの三角形	27
イオンチャネル	25
異常Q波	145, 146
異所性心房調律	126, 180
イチニエフ法(の法則)	124, 125, 132, 144, 160, 165
陰性T波	159
右脚ブロック	173, 174, 177
腋窩線	
前──	18
中──	18

か

カタチの異常(波形異常)	35, 80, 82
活動電位	25, 26
下壁	
──梗塞	170
──誘導	4, 8, 70, 174
カンカクの異常(不整脈)	80, 83
冠危険因子	23, 24
完全房室ブロック	8, 197
期外収縮	117, 170, 185
脚ブロック	173, 186
キャリブレーション(較正波形)	93, 100, 101
急性冠症候群	168
胸部症状	7, 9, 24, 156
胸部誘導	11, 13, 63, 64, 94
虚血性心疾患	154
記録用紙	92, 97

さ

携帯(型)心電図	38, 41, 47, 48
携帯心電計	51, 52
検脈法	109, 143
高電位差	29, 103, 151, 152, 166
左脚ブロック	174, 186
左脚前肢ブロック	30
左室肥大	29
自覚症状	21, 24
刺激伝導系	60, 121
失神	41, 45, 46
自動記録	109, 114
自動計測値	95, 108
肢誘導	11, 62, 67, 93
標準──	62
増幅──	62
周辺情報	22, 23
手動記録	114
徐脈	127, 143, 194
心筋梗塞	33, 67, 90, 146, 176
急性──	23, 45, 66, 156, 188
陳旧性──	90, 146
心室細動	45, 68
心室中隔	64
心室内伝導障害	181
心室頻拍	45
診断基準	29, 30, 31
心電図	7, 21, 24, 36, 38, 60
過去の──	24
──異常	80
──波形	71
──用紙	92
心拍数	106, 109, 143, 164
──計算法	109
心不全	178, 184, 186
心房細動	20, 43, 56, 113, 136, 185, 186, 188
心房粗動	193

心房頻拍	193
スパイク・チェック	149
性別	24
絶対性不整脈	113
前壁	63, 64
──梗塞	66
前壁中隔	23
──梗塞	178
掃引速度	99
側壁	63, 64, 69, 70
──梗塞	70, 180
──誘導	70, 147

た

調律(リズム)	165
低電位差	151, 153
電解質(異常)	34, 35
電極	11, 42, 63
動悸	46, 49, 50
洞結節	121
洞性 P 波	150, 159
洞性徐脈	127, 128, 165
洞性頻脈	57, 127, 128, 177
洞調律	119, 121, 127, 143, 165

な

仲良し誘導	67, 68, 69, 79, 148, 160
年齢	20, 24
脳梗塞	113, 186

は

背景疾患	24
バイタルサイン	7, 20, 24, 106
波形異常(カタチの異常)	80
頻脈	127, 128, 143
服薬	19, 21, 24
不整脈	35, 36, 40, 43, 45, 46, 80, 145
平低 T (フラット T)	157
ベクトル	26
発作性上室性頻拍(PSVT)	55, 183

ホルター心電図	40, 50

ま

マス	97
ミネソタ・コード	104
目盛り	97
モニター心電図	41

や

薬剤	21
誘導	61

ら

リズム(の)異常(不整脈, カンカクの異常)	35, 80, 165
肋間	13

欧文

J 点	154, 166
mV (ミリボルト)	100
narrow QRS tachycardia	54, 57, 183
P 波	72, 84, 120, 123, 125, 128, 129, 145
PQ(PR)間隔	161
PR 延長	181
PSVT	55, 183
QRS 軸偏位	180
QRS 電気軸	28, 95, 150
QRS 波	65, 73, 75, 145
QS パターン	180
R-R 間隔	73, 106, 120, 141, 143, 164
$S_I Q_{III} T_{III}$	33
sinus rhythm	18, 119, 121
ST 上昇	23, 154, 155, 157
ST 低下	154, 156
ST 部分	154, 166
T 波	73, 157
T-P ライン	154
T-QRS ライン	129, 130, 154, 191
──法	128, 129, 144, 145, 165
V_1 誘導	88, 123, 131, 136, 179

199

杉山裕章（すぎやま ひろあき）

平成 15 年，東京大学医学部卒業．
都内の病院で内科研修，循環器レジデントを終えた後，大学院へ進学．平成 25 年 3 月に博士課程を修了した後に関西へ．臨床・研究・執筆すべてにエネルギーを注ぐ毎日．モットーは考える循環器診療．心電図にとどまらず，ペースメーカー，ホルター心電図など，若手や非専門医にもわかりやすい書籍執筆，講義・講演を行っている．

日本内科学会総合内科専門医，日本循環器学会循環器専門医，日本不整脈心電学会不整脈専門医．医学博士（東京大学）．

本書に対するご感想，ご質問や各種ご依頼などは shindenzu_mikata@chugaiigaku.jp まで．

心電図のはじめかた　©

発　行　2017 年 2 月 1 日　初版 1 刷

著　者　杉山裕章

発行者　株式会社　中外医学社
　　　　代表取締役　青木　滋

〒162-0805　東京都新宿区矢来町 62
電　話　（03）3268-2701（代）
振替口座　00190-1-98814 番

印刷・製本 / 横山印刷(株)　　＜MS・KN＞
ISBN978-4-498-03792-2　　Printed in Japan

JCOPY　＜（社）出版者著作権管理機構 委託出版物＞

本書の無断複写は著作権法上での例外を除き禁じられています．
複写される場合は，そのつど事前に，（社）出版者著作権管理機構
（電話 03-3513-6969，FAX 03-3513-6979，e-mail: info@jcopy.
or. jp）の許諾を得てください．